家族看護選書 第1巻

家族看護の基本的な考え方

編集 野嶋佐由美／渡辺裕子

日本看護協会出版会

はじめに

野嶋 佐由美
高知県立大学副学長/看護学部教授

　2003年5月、家族看護に関するわが国最初の定期刊行物として『家族看護』が発刊され、10年が経過した。この間『家族看護』は多くの看護者に愛読され、臨床現場の中でも徐々に家族看護の考え方が普及してきたように思われる。『家族看護』では、内包する疾患や障害にかかわらず共通する家族の課題と、疾いや障害ゆえに家族が経験する特殊性との双方から、家族看護に接近してきた。

　そして、これまで『家族看護』において蓄積してきた実践知をさらに選りすぐり、共通性を意識して「家族看護の基本的な考え方」「家族に向きあう看護師のジレンマとパートナーシップ形成」、状況の特殊性に光を当てた「周産期」「子ども」「在宅」「終末期」のテーマで再編成し、『家族看護選書』として再び世に送り出すこととなった。

　第1巻である本書では、家族看護を展開する際の「アセスメント」そして「家族との援助関係」に焦点を当てるとともに、家族看護の志向性である「家族の力を支えること」「家族の意思決定を支えること」を取り上げた。また、疾患や状況にかかわらず「家族のつながり」と「家族の生活」を支え、再構築するようなアプローチを展開している。

　通常は、家族は自らの力で家族のつながりや生活を調整しているが、ときには課題が大きく、専門職者からの支援を要することもある。その時に、看護者は、家族に関心を寄せ、家族のつながりや生活の再構築を支援する役割を担っている。本書はそのような状況で家族を支援しようと取り組んでいる看護者に有効な知を先輩から伝える役割を果たすと期待している。

　「家族看護ってなに?」と問いはじめた看護師の方、そして家族に対してどのように向いあうべきかを模索している看護師の方、本書を手にして思索を巡らしていただきたい。そして、これからも皆様とともに家族看護を創っていきたいと思っている。

[2012年6月]

CONTENTS
Family Nursing Selection Vol.01

家族看護の基本的な考え方

第1章 家族看護の基本的な考え方

第2章 状況や疾患に応じた家族看護の考え方

第3章 家族を対象にした事例検討

家族看護選書 第1巻

家族像の形成―渡辺式家族アセスメントモデルを通して	渡辺 裕子	▶002
家族とのパートナーシップ構築の方略	野嶋 佐由美	▶023
家族の力を引き出す援助のためのナースの課題	渡辺 裕子	▶034
家族の力を支える看護	野嶋 佐由美	▶041
家族の意思決定を支える看護のあり方	野嶋 佐由美	▶051
「関わりが難しい家族」へのケアを拓くナースの姿勢	渡辺 裕子	▶063

1) 状況に応じた家族看護の考え方

家族形成期における家族のつながりを支援する	神﨑 光子	▶072
生命の危機状態にある患者家族の理解と援助	高橋 章子	▶080
リハビリテーション過程において生活の再構築に取り組む家族	池添 志乃、野嶋 佐由美	▶088
終末期患者の家族の看護―家族との向きあい方	渡辺 裕子	▶096
遺族に対する家族看護ケアのあり方	鈴木 志津枝	▶104
退院という課題に取り組む家族への看護のあり方	野嶋 佐由美	▶114

2) 疾患に応じた家族看護の考え方

難病状態にある病者とともに生きる家族を支える看護	野嶋 佐由美	▶128
がん患者の家族に起きている現象と家族ケアのあり方	柳原 清子	▶140
認知症患者の家族に対する看護のあり方	中島 紀惠子	▶148
生活習慣病患者の家族と看護師の関係性パターン ―援助に行き詰まった事例の分析から	渡辺 裕子、柳原 清子	▶162

| 家族を対象にした事例検討とは―あなたも事例検討をしてみませんか？ | 鈴木 和子 | ▶178 |
| 家族に向きあう力を高める事例検討 | 長戸 和子 | ▶187 |

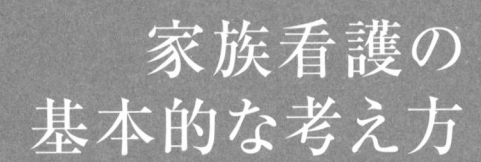

家族看護の基本的な考え方

第 **1** 章

家族像の形成
渡辺式家族アセスメントモデルを通して

渡辺 裕子 Watanabe Hiroko ｜ 家族ケア研究所所長

今、なぜ家族像の形成か

　わが国に、一つの家族全体を看護するという家族看護の概念が紹介され、学問としての体系化への努力が重ねられて約20年が経過した。その間、少子高齢化がさらに進行し、医療技術が進歩していく中で、家族のケア機能の低下は深刻なものとなり、健康問題を有する家族成員を抱えた家族の苦悩は深まるばかりである。こうした社会情勢の下、今まさに保健・医療・福祉の実践現場では、一つの家族全体をいかに支えていくかが急務の課題となっている。ナースらの家族看護への意識も極めて高く、その重要性については広く認められるところとなった。

　このように、看護職の家族看護に対する意識は急激に高まっているが、しかし実際の援助となると、まだまだ多くのハードルを抱えていると言わなければならない。特に何と言っても、一人ひとりのナースの実践能力の開発が急務であろう。

　そして、家族看護実践というと、具体的に「何をするか」という援助行為そのものに目が向けられがちとなるが、実はそれを支える「なぜするのか」に関する高度な専門的判断がすべての基礎となる。さらにその判断の礎になるのが、その家族をどう診るかという家族像の形成であろう。家族像が形成できない場合には、ナースが「家族をケアしたい」と思っていても、何もできない状態に陥ってしまい、家族にケアを提供する場合において、家族像の形成は重要な鍵を握る[1]。

　本稿では、まず「家族像」についての基本的な考え方を整理した上で、筆者が現場のナースとの共同作業でつくり上げてきた家族像形成の一つの方法について紹介したい。

家族像の形成と家族アセスメント

　まず稿を進めるにあたって、家族像とは何か、その定義について述べる。本稿では家族像を、「ケアの対象とする家族への援助方法を導くことを目的に、家族理論やケア理論を基盤とし、専門職者が家族に関する種々の情報を再統合して明らかにした家族の全体像」と定義しておきたい。

　なお、日常私たちがよく耳にする言葉に、「家族アセスメント」という用語がある。「家族像を形成しなければ」と言うよりも、「家族アセスメントをしなければ」と言うほうが一般的であろう。それでは、「家族アセスメント」と「家族像の形成」とはまったく同義なのだろうか。

　もちろん、「家族アセスメント」を広義に用い、「家族像の形成」と同義に用いている場合もある。しかし、「家族像」がその家族の全体像を指すのに対して、家族の全体像の中でも、ある一側面に焦点を当てて評価する場合に「家族アセスメント」という言葉が用いられることが多いのではないだろうか。

　例えば、家族機能については、さまざまな側面から概念化が進み、評価のための面接のガイドラインや測定尺度が開発されている。これらを用いた評価は、さまざまな家族の側面の中でも、その一時点における家族の機能状態を明らかにしたものである。したがってこれらのガイドラインや尺度を用いる場合には、それがどのような状態におかれた家族の何を明らかにするものであるのか、開発されたツールの特徴を熟知して用いることが不可欠となる。

　さて、「家族像の形成」と「家族アセスメント」の差異について考えてきたが、本稿のタイトルを『家族看護』4号の特集テーマに沿って、「家族アセスメント」とせずに、あえて「家族像の形成」とした理由について述べておきたい。

　家族アセスメントが、その家族のある一側面を評価するという意味合いで用いられていることが多いという前提に立って考えると、家族の全体像を把握するためには、複数の家族アセスメントツールを用いることが必要となる。

　例えば、介護という課題を抱える家族であれば、介護負担感を測定し、実

際に行われている介護の質を測定し、介護による家族全体への影響を知るためには家族機能を評価することが必要になるであろう。また、要介護者本人の状況を明らかにするためには、ADL尺度や認知症スケールを用いての評価も必要となるかもしれない。

このように、家族に生じている現象を各側面ごとにアセスメントすることは、部分を詳細に見つめるためには必要ではあるが、部分が詳細であることによってかえって全体の流れがつかみにくくなる傾向は否めない。部分をいくら積み重ねても、全体性を見出すことはできないのではないだろうか。

その家族に必要な援助を具体的に導き出すためには、「今、家族に何が起こっているのか」を詳細に知るだけではなく、「なぜそのような問題が起こっているのか」が明確にならなければならない。つまり、家族に生じている現象の構造、すなわち全体のストーリーを読み解くことができるように家族像を描かなければ、いくら部分が詳細であっても的確に援助のポイントを導き出すことはできない。そう考えると、今、実践現場で求められているのは、部分を詳細に見つめる「家族アセスメント」ではなく、全体性に重点をおいた「家族像の形成」であると考える。

再び家族像形成の重要性について

それではなぜ的確な家族像の形成がそれほどまでに重要なのかを、実際の事例を基に確認しておきたい。

病棟主任がある家族への援助について相談に訪れた。その52歳の夫は、乳がんを患い終末期を迎えた38歳の妻の元へ1日3回面会に訪れ、「気持ちで負けてはダメだ。頑張れ、きっとよくなる」と強く励まし、食事やさまざまな民間療法を半ば無理強いしているという。

妻は夫の面会に対する負担感を訴え、「あの人が来ると思うと気持ちが安まらない」とナースに話すが、夫については、「典型的な亭主関白だから。私の言うことを聞くような人ではない……」「あの人も悩んでいるから……」と言い、夫の言うことにただ黙ってうなずいているとのこと。一時薬物によって症状もうまくコントロールされていたが、最近になってそれも乱れ、

「もうずっと眠っていたい」と言い、ベッドに臥床がちになってしまった。

付き添っている妻の実母も心を痛め、夫に「もういい加減にしてください！」と抗議するが、夫は耳を貸さないとのこと。娘の窮状に胸を痛めた実母が涙ながらにナースに「あの人（患者の夫）は自分勝手で……ひどい」と訴え、見かねたナースが夫に「ご主人のつらいお気持ちもわかりますが、これではかえって奥さまがまいってしまいます」と話したところ、夫は激高し、「アンタに何がわかるんだ！　死ぬか生きるかの瀬戸際で、これしかオレにできることはないんだよ。これは夫婦の問題だ。アンタは黙っててくれ！」と大声で怒鳴ったという。

その後、夫はますます意地になり、実母との関係は険悪になる一方。夫はナースを避けるような態度で、怒鳴られたナースはいたく傷ついているという。主任は、「ご主人が奥さんの病気を受け入れられないのはわかるけれど、このままでは奥さんが消耗していくばかりだし、家族の関係性は崩れていく一方。でもどうアプローチしていいのか……」と途方に暮れていた。

このような事例は、私たちナースが日常多く遭遇するケースではないだろうか。まずはこの病棟のナースたちがどのように家族像を捉えていたのかを考えてみたい。

ナースたちが考えていた家族像は、「妻の病状を受け入れられない夫が、妻である患者に無理な要求を強いるため、患者と実母が激しく動揺している家族」というものであったと考えられる。しかし、夫からみれば、現実はどのように映っていただろうか。少なくとも夫には、患者や実母を追いつめているという認識はなかったのではないだろうか。

夫の目から見れば、「妻が死んでしまうのではないかという、居ても立ってもいられない不安を誰一人理解してくれる人はなく、実母とナースが一緒になって、唯一自分が妻にしてやれることまで取り上げようとしている」と感じ、むしろ自分が追いつめられていると感じていたかもしれない。夫がナースの一言に激高したのは、そこに自分に対する非難のメッセージと疎外感を感じたからではないだろうか。ナースは夫に困らされていると感じていたが、むしろ夫のほうがナースに理解してもらえずナースに困らされてい

る、と感じていたのであろう。

　患者に無理な要求を強いる夫が原因で、その結果として患者と実母が動揺しているという家族像は、夫の視点が抜け落ちたものであり、夫を何とか変えようというアプローチによって、結局は家族を傷つけ、ナースも傷つく結果となってしまった。

　先に、家族像が形成できない場合には、ナースが「家族をケアしたい」と思っていても、何もできない状態に陥ってしまうと述べた。しかしそればかりではなく、このように、ナースが的確な家族像を描けないままにアプローチをすると、かえって家族に害を与え、ナースもまた苦しむことになるという事実を、共有しておかなければならないだろう。

家族像の形成の課題

　さて、それではどのようにしたら的確な家族像を描くことができるのだろうか。

　これまでアメリカやカナダで家族像形成に重点をおいたアセスメントモデルが発表され、わが国にも紹介されてきた。われわれはそれらから多くを学んできたが、しかし、異なった文化の中で開発されたものをそのままわが国で展開するには困難な点も少なくない。今、私たちは、諸外国で開発されたアセスメントモデルを参考にしつつ、わが国により適したモデルを開発するという課題を抱えている[2,3]。

　また、いかに意義ある方法であっても、時間やコスト、人的制約のある現状のシステムに適合しなければ、広く普遍化させることは困難である。わが国の保健・医療・福祉のシステムに合致した方法論の開発も急務であろう[3]。そして、家族という存在そのものが複雑であり、一つの家族を理解するための情報は広範囲に及ぶ。それらをいかに精選すればその家族に起こっている現象の本質と援助の糸口を的確に把握することができるか、より効率的で具体的な援助方法を導くことのできる方法を見出さなければならない[4]。

渡辺式家族アセスメントモデルの概要

　以上、家族像の形成の重要性や課題について述べてきた。それでは上記の

課題を満たすことができる家族像の形成に重点をおいたアセスメントはどのようにすればよいのだろうか。

以下に、筆者が現場のナースらと共同で開発してきたアセスメント方法を紹介したい。なお、実践現場に広め定着させていくためには名前をもつことが必要となる。いつしかナースらが呼び始めた「渡辺式家族アセスメントモデル」という名称をそのまま用いることとしたい。

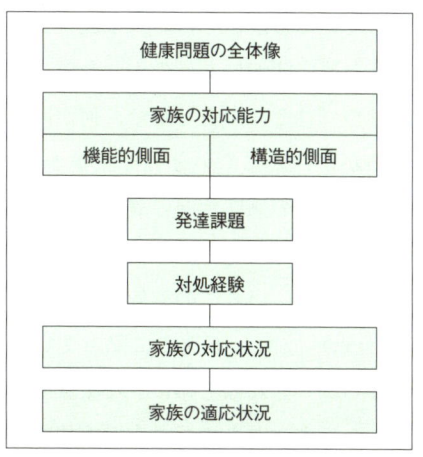

〔図1〕家族アセスメントの構造

1 開発の経緯

このモデルの原型は、1995年に鈴木和子氏（本稿執筆当時、東海大学健康科学部教授）とともに発表した「家族アセスメント」の構造（図1）[5]に遡る。その後、これを基盤として事例の展開を試み、そのプロセスを詳細に解説した書籍を出版した[6]。また、さまざまな研修会や事例検討会で紹介し、ナースらの率直な評価をいただいてきた。その中から次第に明らかになってきたことは、①家族の全体像は明らかになるが、いったい何が問題なのか、誰にどのように働きかけるべきなのか、焦点がみえにくい、②把握すべき情報量が多く、事例によっては必要のない情報もある、③平均在院日数が短縮され、業務も煩雑化する昨今、病棟で日常的に用いるには無理がある、という指摘であった。

このような現場からのフィードバックを受け、①この家族には何のためにどのような情報が必要であるのかが明確であり、問題を明らかにした上で働きかけの糸口を無理なく導き出せること、②現状の保健・医療・福祉のシステムの中で実践可能であること、の2点に重点をおき、工夫を重ねてきた。

具体的には、それまでの家族アセスメントの構造の流れは、「どのような健康問題を抱え、どのような対応能力をもった家族が、実際にどのように対

応しているのか、その結果家族はどのような適応状況にあるのか」といった思考のプロセスであったが、何が問題なのかがみえにくいという指摘から、最初に家族の適応状況に着目する流れとした。すなわち、「このような健康問題を抱えているこの家族の適応状況はどうか。(もし不適応に陥っているのならば) それはどのような家族の対応から生まれたものなのか、家族の対応の変化が必要だとするならば、そもそもこの家族にはどのような、どの程度の対応能力があるのだろうか……」というように、問題(適応状況)に焦点を絞って全体の流れを逆にし、問題に関連する要素を探索するという、より分析的なプロセスとした(図2)。これによって、まずは問題に焦点が当たるばかりではなく、その問題の成り立ちや働きかけを明らかにする上で必要となる情報に絞って収集することができるようになった。それは同時に、ナースを、「すべての情報を収集し、アセスメント用紙を埋めなければならない」という負担感から解放し、その家族の必要性に合わせて柔軟に情報を得ることを可能にした。

これらの工夫のプロセスは、まずは

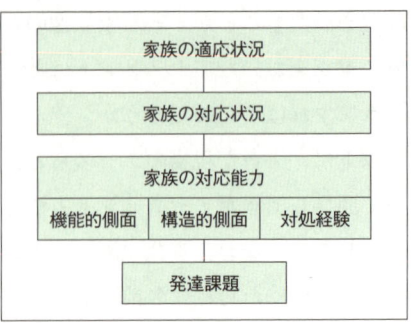

〔図2〕修正後の家族アセスメントの構造

比較的情報が得やすく長期にわたって家族と関わることができる訪問看護師やケアマネジャーを対象とした事例検討会で試行錯誤を重ね[7]、確実な手応えを得て現在では、当研究所主催のセミナーで積極的に普及を図っている。

2 モデルの前提と理論的基盤

渡辺式家族アセスメントモデルは、以下のような前提に基づいている。
①家族は本来的に、発達課題を達成し、健康なライフスタイルを獲得・発展させ、健康問題が生じた時にも、それに適切に対応していくセルフケア機能を有する。
②ナースは、家族のセルフケア機能の向上を目指して家族を看護する。
③家族が、その時々の発達課題の達成や健康的なライフスタイルの獲得、

あるいは健康問題への対応が困難となり、不適応状況に陥っているか、あるいはその可能性が高いと判断された時に家族に積極的にアプローチする。
④ナースの援助の焦点は、家族の主体的な対処を促すことであり、家族とのパートナーシップを重視する。

なお、渡辺式家族アセスメントモデルは、家族ストレス対処理論、家族システム理論、家族発達理論にその理論的基盤をおいている。

3 渡辺式家族アセスメントモデルの全体像

渡辺式家族アセスメントモデルは、問題とそれに関連する要素を探索し、働きかけの糸口を見出すための事例の分析のプロセスを示したものであり、基礎データの収集以降の段階は大きく分けて、①問題の明確化、②援助方針の明確化、③援助目標の明確化、④ニーズと援助者の役割の明確化、の4つの段階から成り立っており（**表1**）、4つの段階の構造を図示すると、**図3**のように示すことができる。以下に、これらについて解説を加えたい。

[1] 家族に関する基礎データの収集

まずは最初の段階として、どの家族にも共通して必要とされる基礎データを収集する。具体的には、家系図を描きながら、年齢、職業、障害や疾病の有無、居住地、別居・同居の別、主な介護者または養育者などを把握する。

[2] 問題の明確化

分析の第1段階として、まずは、「この家族に何が、なぜ起こっているのか」を明らかにする。この問題の明確化が、それ以降の分析のプロセスを大きく左右することになり、この問題の明確化に失敗すると修正は困難になる。分析の最も重要なプロセスであり、逆に言えば、この段階さえ適切に分析できれば、必ずしもそれ以降の段階を踏まなくても最低限、的は外さず援助の糸口はつかむことができる。

①個々の家族成員の適応状況を明らかにする

具体的には、個々の家族成員に等しく重点をおき、心身の健康状態と日常生活に問題が生じていないかを把握する。何らかの問題が生じている場合に、積極的なアプローチが必要となり、まずは家族の適応状況を把握することにより、「なぜ今その家族に関わるのか」

第1章 家族看護の基本的な考え方

〔表1〕渡辺式家族アセスメントモデル

家族アセスメントの段階	内容
家族に関する基礎データの収集	・家族構成（家系図）、年齢、職業、障害や疾病の有無、居住地、同居・別居の別、主な介護者または養育者
問題の明確化	個々の家族成員の適応状況 ・個々の家族成員の心身の健康状態 ・日常生活状況 個々の家族成員の対処の現状 ・個々の家族成員が直面しているストレス源 ・個々の家族成員のストレス源に対する対処 ・個々の家族成員の対処の背景 　（生活史、価値観、過去の対処経験、現状認識、情緒的安定度、経済状況、社会との関係性） 家族の全体像（図4） ・夫婦・きょうだい・親子といった下位システムの関係性 ・家族全体に及ぶ関係性 ・家族と家族外部の社会との関係性
援助方針の明確化	援助仮説 ・家族の関係性に関する援助仮説 ・個々の家族成員に関する援助仮説 家族の要望・希望
援助目標の明確化	家族の適応能力（強みと弱み） ・家族の構造的側面 　（健康状態、生活習慣、理解力、経済状態、住宅環境、地域環境） ・家族の機能的側面 　（成員間の元々の人間関係、コミュニケーション、相互理解、価値観、役割構造、勢力構造、社会性）
家族のニーズと援助者の役割の明確化	家族のニーズ 援助者の強みと限界

その根拠を明らかにすることができる。

②個々の家族成員の対処の現状を明らかにする

　不適応状況にあり、積極的な援助が必要だと判断された場合には、なぜ個々の家族成員に心身の健康状態や日常生活にそのような問題が生じているのか、個々の家族成員の対処の現状を把握する。すなわち、個々の家族成員にとって、何が最大のストレス源であり、そのストレス源に対して、どのような対処を行っているのかを把握する。さらに、より適切な対処を促すという立場から、なぜ個々の家族成員はそのような対処を行っているのか、個々の生活史、価値観、過去の対処経験、現状認識、情緒的安定度、経済状況、社会との関係性などを視野に入れながら、対処の背景となっているもの

を洞察する。

③家族の全体像を明らかにする

これまで個々の家族成員に着目していたが、ここでこれまでの分析を一つの家族に再統合する。すなわち、夫婦・きょうだい・親子といった下位システムの関係性を明らかにした上で、さらに家族全体の関係性、あるいは家族と外部社会との関係性を明らかにし、図示する。

[3] 援助方針の明確化

「この家族に何が、なぜ起こっているのか」が明らかになったならば、問題に関連する要因、すなわち対処とその背景が是正されれば問題は解決されるのであり、おおよその援助の方針は明らかになる。

この段階では、あらためて家族の全体像を見直し、どこにどのような悪循環が生じているか、各システム間の境界の機能はどうかに着目し、家族システムの安定性と家族の発達課題の達成のためにはどのように働きかけたらよいのか、援助仮説を設定する。

そして可能であれば、援助者側の見極めと、当事者である家族の要望・希望をすり合わせ、援助方針を共有する。

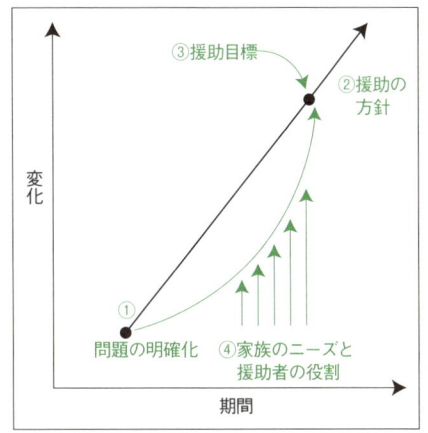

〔図3〕渡辺式家族アセスメントの4つの段階の構造

[4] 援助目標の明確化

援助方針が明らかになったならば、当面、どのような変化がもたらされることを目指すのか、目標を設定する。具体的には、ここであらためて構造的・機能的な各側面から家族の対応能力（家族の強みと弱み）を検討し、その家族にとって現実的で妥当な目標を設定する。

[5] 家族のニーズと援助者の役割の明確化

援助目標が明らかになったならば、その目標が達成されるためには、家族側に具体的にはどのような条件が整えばよいかを具体的に検討し、家族のニーズを明らかにする。

なお、多様なニーズの中で、1人の援助者が満たせるものには限界がある。援助者自らが自分自身の専門性や能力、所属しているシステムの特性をよく知り、自分自身の強みと抱えている限界を認識することで、自分がどのようなニーズを満たしたらよいのか、自分が満たせないニーズはどのような専門職や機関に委ねたらよいのかを判断することができる。これによって援助者は、複雑で多様なニーズをもった家族にも、燃え尽きることなく最後まで寄り添うことが可能になる。

渡辺式家族アセスメントモデルを用いた事例の展開

ここでより深くアセスメントモデルを理解していただくために、事例を用いてそのプロセスのポイントを詳細に紹介したい。渡辺式アセスメントは、先に述べたとおり、4つの段階から成っているが、ここでは最も重要な鍵を握る第1段階（問題の明確化）に絞って解説する。

表2がAさん一家の現状である。Aさん一家は4人家族であり、Aさんの実父も存命であるが、2人の子どもと実父に関しては分析に足る情報が得られないため、Aさん、夫、実母の3人に絞って考えてみたい。

1 ステップ1：個々の家族成員の健康と生活上の問題を明らかにする

個々の家族成員の健康と生活上の問題を明らかにするが、それにあたって、下記のような注意すべきポイントがある。

ポイント1：家族とのパートナーシップという基本姿勢を貫くために、援助者側からみた問題ではなく、個々の家族成員、それぞれの立場になりきって心身の健康と生活上の問題を捉える。例えば、「妻は、介護者としての役割が果たせていない」「患者は食事療法が守れていない」というような取り上げ方は、援助者からみた妻や患者の問題点であり適当とは言えない。

ポイント2：一つひとつの現象に目を奪われず、その現象が何を意味しているのかを抽象化し、問題の核心を的確につかむ。複数の家族成員から成る家族の問題を捉える場合、一人ひとりの訴えや症状そのものに目を奪われていたのでは、数え切れない

〔表2〕事例紹介

家族構成：同居家族は患者（Aさん）、夫、7歳と5歳の男児の4人。Aさんは一人っ子で、両親ともに健在。

Aさん
　38歳の主婦。4年前に乳がんを発病。乳房全摘術後、化学療法を受けていたが、半年前から腰痛が出現し、骨転移が明らかになった。放射線治療を受けたが症状は改善せず、右上肢の麻痺も出現。腰痛と背部痛のためにほぼ1日中臥床がちとなり、2週間前に疼痛のコントロールの目的で入院した。
　入院後モルヒネによる除痛が図られ、痛みが軽減。病棟内の談話室でボランティアと談笑し、病院内で開催されたコンサートにも参加するなど活気が出てきた。しかし1週間ほど前から、夫が頻回に面会に訪れ、「頑張れ、きっと治る」と患者を励ますことに負担感を訴え、「疲れる」「あの人が来るかと思うと気持ちが安まらない。これ以上頑張らされるのはつらい」と涙を見せるようになった。夫に自分の気持ちを率直に伝えてはどうかという提案には、「私の言うことを聞くような人じゃない……」「主人も悩んでいるから……」と口をつぐんでしまい、夫から言われることにただうなずいている。最近になって、嘔気、下痢、食欲不振、全身の発疹、倦怠感、不眠が出現し、表情が乏しくなり、ベッド上で過ごすことが多くなっている。また、「もう疲れたから、ずっと眠っていたい。目が覚めないようにしてほしい」と語るようになり、子どもたちとの面会も、「しんどい。連れてこないで」と会いたがらない。一方で、母親が常に傍にいることを望み、母親に、「どこへも行かないで」と訴える。

夫
　52歳。建築事務所を自営。Aさんとは10年前に結婚した。
　Aさんが入院以来、毎日面会に訪れており、特に1週間ほど前からは、食事時間にあわせて1日3回面会に来ている。面会時夫は、「気持ちで負けてはダメだ。頑張らなくてどうする」と叱咤激励し、Aさんが倦怠感や痛みを訴えても、食事はテーブルに座って左手で自力摂取するよう強く働きかけている。また食事摂取量を気にして、Aさんが残そうとすると、「薬だと思って食べなきゃダメだ」と無理に食べさせようとする。さらに、栄養剤やがんに効くとされている民間薬を飲むよう強要する。
　Aさんの実母の話では、典型的な亭主関白。そもそも結婚も夫が強く望み、Aさんは半ば折れたような形で同意した。結婚生活のすべてにわたり夫がリーダーシップをとり、Aさんはそれに従ってきたという。Aさんの実母が夫に、「いい加減にしてください！」と抗議するがまったく耳を貸さない。見かねた看護師が、「ご主人のおつらい気持ちもわかりますが、これではかえって奥様がまいってしまいます」と切り出したところ、「アンタに何がわかるんだ、オレだってろくにメシも喉を通らないし、ほとんど寝てないんだ。死ぬか生きるかの瀬戸際で、これしかオレにできることはないんだよ。これはオレたち夫婦の問題だ。アンタは黙っててくれ！」と怒鳴る。

実母
　66歳。入院以来付き添っている。入院後Aさんの疼痛が緩和されたことに喜んでいたが、夫の頻回の面会に消耗するAさんを見るにつけ、夫に対する苛立ちが高まっている。また、Aさんが母親に、傍にいることを求めるため、片時もAさんから離れることができず、Aさんが夜間不眠のため、実母もまた睡眠不足となっている。「あの人（患者の夫）は自分勝手で……ひどい」と訴え、「私しか守ってやれない。この子は私が守ってやらなきゃ」とAさんへの対応はまさに献身的で、時に1時間以上もの間、マッサージを続けている。夫に対しても再三抗議するが、夫には届かず、ここ数日胃の痛みを訴え、食欲がない様子。げっそりとやつれた様子がうかがえる。

長男・次男：現在夫の実家に預けられている。Aさんが入院以来2度ほど面会に来たが、ここ10日ほど訪れていない。その他の詳細な情報は得られていない。

第1章　家族看護の基本的な考え方

ほどに問題が挙がってしまい、何が起こっているのかがみえにくくなってしまう。

ポイント3：問題探しはせず、できるだけ問題を絞る。特に自分自身の価値観で判断して問題視するようなことはせず、またタイミングも考慮する。あまり望ましいことではないとしても、今すぐに対応しなければならないことでなければ、あえてそれは置いておく。自分の価値観で問題探しをすると、最初から無意識のうちに、「自分が理想に思っている家族に仕立て上げる」という力が働きがちになる。また、この段階で将来起こり得るであろう問題をすべて把握しようとすると、いったい今、何が問題なのか、焦点がぼやけてしまいがちとなる。

ポイント4：まずは本人の訴えを受け止めるが、訴えていても、それがその人の健康や生活に大きな影響を及ぼしていない場合は、問題として取り上げる必要のないこともある。「今、訴えたい」「話したい、聴いてもらいたい」というニーズが大きいのか、それがその人の真の問題なのかを見極める。

上記4つのポイントに沿って3人の問題を考えてみると、以下のように整理できる。

<Aさん、夫、実母の健康と生活上の問題>

・Aさん
　①多彩な症状の出現（嘔気・下痢・食欲不振・全身の発疹・倦怠感・不眠）
　②夫の面会に対する負担感と気分の落ち込み
　③活動性の低下

・夫
　①妻を失うことに対する著しい不安
　②食欲不振・不眠などの生活のペースの乱れ

・実母
　①夫の面会によって消耗する娘を見ているストレス
　②献身的な介護による消耗

<解説>

・Aさん

　Aさんが今、何に悩み困っているのかを考えると、①多彩な症状の出現、②夫の面会に対する負担感と気分の落ち込み、は外すことはできない。また、終末期患者のケアの目標は、残された日々の患者のQOLを維持することに

ある。Aさんがそれまでボランティアとおしゃべりし、コンサートに参加していたことから考えると、③活動性の低下、もまた重要な問題と考えられる。なお、子どもたちに会いたがらないことや母親への依存も、望ましいことではないが、多大なストレスに直面したAさんが自分の身を守るために唯一できる対処とも考えられる。問題として取り上げればそこに、「それは正す必要があり、正すことができる」という前提が成り立つことになる。しかし今のAさんにとってその考え方は必ずしもフィットしないと思われる。

・夫

夫の苦しみの中核は、何といっても①妻を失うことに対する著しい不安であり、それによって②食欲不振・不眠などの生活のペースの乱れが生じていると考えられる。

なおこのような夫の問題を、「妻の死が受け入れられない」と表現することも可能だが、それは援助者側、あるいは妻側からみた問題の捉え方であり、夫は、「なぜ自分は妻の死が受け入れられないのか」と悩んでいるわけではないのではないだろうか。夫が抱える問題は、とてもじっとしていられ

ないような、妻を失うことに対する著しい不安、恐怖であり、それが「食べること」「眠ること」といった生活の根幹を脅かしていると考えられる。

・実母

実母の苦しみの根幹は、愛しい娘がその夫の面会によって日々消耗していくのを見ているストレスであり、献身的な介護で娘をかばおうとするあまり、心身が消耗していく苦しさを抱えていることだと考えられる。

2 ステップ2：個々の家族成員の健康と生活上の問題がなぜ生じているのか、個々の家族成員の対処の現状を分析する

（1）個々の家族成員がそれぞれどのようなストレスに直面しているのだろうか。個々の家族成員にとっての最大のストレス源は何かを考える。

この事例の3人が直面するストレス源は、それぞれ以下のように整理できる。

<3者のストレス源>

・Aさん：夫からの過度の叱咤激励
・夫：妻を失うかもしれないという恐怖
・実母：夫の過度の励ましにより娘

第1章　家族看護の基本的な考え方

が消耗していくという現実
（2）個々の家族成員はそのストレスに対して、どのように対処しているのだろうか。対象の対処パターンの特徴を大づかみに捉える。

ポイント1： 対象が自らが直面しているストレス源に対して、どのように振る舞っているのか、対象の言動に共通する性質を一言で表してみる。
この事例の3人の対処は、それぞれ以下のように表すことができる

<3者の対処>
・Aさん：夫に仕方なく従う
・夫：Aさんに過度の頑張りを強要する
・実母：自分が娘を守る

<解説>
　Aさんは、夫から過度に叱咤激励されても、結局のところ、自分の気持ちを夫に率直に伝えることはせず、夫から言われることにただうなずいている。つまりAさんの対処は、「夫に仕方なく従う」というものである。また夫が、1日3回面会に訪れ、Aさんを叱咤激励し、食事の自力摂取を強く働きかけ、無理に食べさせようとしたり、栄養剤や民間薬を飲むよう強要するといった行動には、「Aさんに過度の頑張りを強要する」といった共通した性質がみられる。また、片時もAさんから離れず、献身的な介護を続け、夫に対しても再三抗議するといった実母の行動には、「自分が盾になって娘の夫から娘を守る」という共通した性質がみられる。

（3）個々の家族成員は、なぜそのような対処を行っているのか（なぜ必要な対処が行えないのか）、その背景にある要因を洞察する。

ポイント1： 対象の生活史、価値観、過去の対処経験、現実認識、身体的、情緒的安定度、経済状況、社会との関係性を視野に入れて考えるが、例えば、「この人の幼児期の両親の養育態度が現在の対処に影響を及ぼしている」という指摘は、その対象を理解するためには有益であるが、過去の幼児期の両親の養育態度を変化させることはできないので、援助の糸口を見出すためには、変化させることが可能な要因により重点をおく。

ポイント2： 日々の関わりの中でのポツリともらす相手の言動にヒントが隠されていることが多いので、相手の重要な情報を聞き漏らさない。

この事例の3人の対処は、それぞれ以下のように表すことができる

<3者の対処の背景>

・Aさん：
①体力・気力の低下
②夫は自分の言うことを聞くような人ではないという認識
③夫も悩んでおり、唯一の望みを絶ってしまうのは気の毒という夫への気遣い

・夫：
①周囲から自分が理解されていないという孤立感
②Aさんに何ができるか、他の方法を見出せない
③自分のつらさで満たされてしまい、Aさんの気持ち、状況を理解していない

・実母：
①夫が加害者で娘は被害者であるという認識
②自分しか夫から娘を守ってやれないという認識

<解説>

・Aさん

　Aさんがなぜ「夫に仕方なく従ってばかりいるのか」を考える時、まずは何といってもさまざまな症状に苦しみ、精神的にも消耗している今の体力・気力の低下を挙げることができる。またAさんは、「私の言うことを聞くような人じゃない……」「主人も悩んでいるから……」と語っており、10年間で培われたAさんの夫像や「夫の希望を失わせたくない」という夫への気遣いが、夫に自分の気持ちを表出することを妨げている要因だと考えられる。

・夫

　「アンタに何がわかるんだ……」という言葉から、夫が、「誰も自分の気持ちなんかわかっちゃいない」と感じ、周囲からの孤立感、疎外感を抱いていたことが推察される。人は、「誰も自分をわかっちゃいない」と感じると、振り上げた拳の下ろしどころがなくなり、余計自分のやり方で突っ走ってしまいがちにもなる。夫が孤立感や疎外感を感じていたことが夫の対処の背景になっていたと考えられるのではないだろうか。また夫は、「これしかオレにできることはないんだよ」とも言っている。夫自身も、義母が献身的に介護に当たる中、限られた時間の中で自分が夫として何をしてやったらよいのか、思いあぐねていたのではないだろ

うか。また、これは夫が直接語ったことではないが、きっと夫は溢れんばかりのつらさに全身が満たされてしまい、「自分は妻に頑張ってもらいたいけれど、妻は自分に何を求めているのだろう」「そうは言っても今、妻は本当に頑張れる状況にあるのか」など、妻の気持ちやおかれている状況を理解できていなかったのではないだろうか。少し立ち止まって妻の現状に思いを馳せることができれば、一方的に突っ走ることはないのかもしれない。結果として妻の気持ちや状況が理解できないことが夫の対処の要因であると考えられる。

・実母

　実母は、「あの人（患者の夫）は自分勝手で……ひどい」と訴えており、実母の中で夫は「悪者、加害者」であり、娘はまさに「被害者」だと映っている。「私しか守ってやれない」という意識も手伝い、Aさんへの対応はまさに献身的。このような意識が、「自分が娘を守る」という対処の要因になっていたと考えられる。

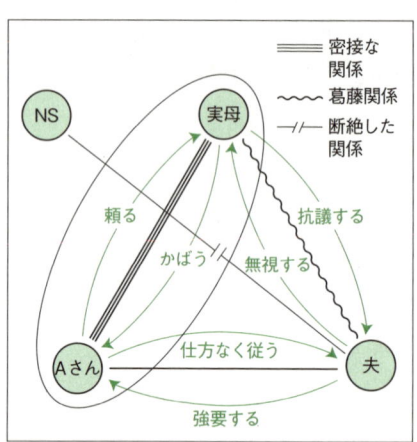

〔図4〕家族の全体像

3 ステップ3：家族の全体像を図示する

　この家族の全体像は図4のように表すことができる。

＜解説＞

　家族システムの安定には、世代間の境界が明確であることが必要だが、この家族では、Aさんと実母の間に、「頼る─かばう」という強い情緒的なつながりがあり、母子関係が強固で、夫が両者にむしろ排除されるようなかたちになっていることがわかる。また、実母と夫の間には葛藤があり、援助者であるナースは、よりAさんと実母に近い位置に立ち、夫とは断絶した関係にある。

　また、Aさんと実母、Aさんと夫、

夫と実母の二者関係に注目すると、いずれの関係性も、「頼る―かばう」「仕方なく従う―強要する」「無視する―抗議する」という悪循環となっている。さらに、Aさんが夫に仕方なく従えば、夫にはAさんの苦痛が伝わらず、夫は実母の忠告を無視し、それによって実母はいっそうAさんへの不憫さが募りAさんをかばうという、三者間でも悪循環が形成されていることがわかる。

4 分析から得られた援助の方向性と援助のポイント

以上の分析から、以下の援助の方向性と仮説が導かれる。

[1] 援助の方向性

①強固な母子関係を是正し、夫婦の関係性を強化する

このAさん一家の発達段階は養育期にあり、夫婦の関係性を基盤として健全な子どもの養育に当たることがその課題である。残された時間には限りがあるが、2人の子どものためにも可能な限り安定した夫婦関係を取り戻すことが必要であろう。そのためには、強固な母子関係を少しずつ是正し、夫婦の関係性を強化する方向で援助する

必要がある。

②ナースが自らの立っている位置に気づき、中立性を保持する

援助者であるナースは、よりAさんと実母に近い位置に立ち、夫とは断絶した関係にあった。夫にはナースが実母と一緒になって自分を責めているように映ったのではないだろうか。まずはナースが自らの立っている位置に気づき、中立性を保持することが必要であろう。

[2] 援助仮説と援助のポイント

それではどのようにしたら、強固な母子関係を是正し夫婦の関係性を強化するとともに、ナースが夫に近づく糸口を見出せるのだろうか。一人ひとりへの援助のポイントについて考えていきたい。

①Aさん

Aさんの「仕方なく従う」という対処とその背景を考えてみると、長年の夫婦関係の中で形成された夫像と夫への気遣いは、すぐに変化させることは難しいと考えられるが、体力・気力の低下に関しては、アプローチが可能である。つまり、〈a. もしもAさんの体力・気力が多少なりとも回復すれば、Aさんの対処は変化していくだろ

19

う〉という仮説が導かれる。具体的な援助としては、まずはＡさんの体力・気力を取り戻すケアの工夫を続けることが必要であろう。夫の面会による心身の消耗が激しいＡさんではあるが、夫は24時間付き添っているわけではなく、面会時間以外でナースがアプローチできることも少なくはない。「すべての原因は夫にある」と決めつけず、マッサージや保清など、基本的なケアの充実にいっそう努めていくことが重要である。

②夫

夫の「過度の頑張りを強要する」という対処とその背景から、〈a. もしも夫が、自分が周囲から理解されているという実感をもつことができれば、Ａさんに過度の頑張りを強要するという対処は変化していくだろう〉、〈b. もしも夫が、自分がＡさんに何ができるか、ほかの方法を見出すことができなたらば、Ａさんに過度の頑張りを強要するという対処は変化していくだろう〉、〈c. もしも夫が、Ａさんの状況や気持ちを理解したならば、Ａさんに過度の頑張りを強要するという対処は変化していくだろう〉という3つの仮説を導くことができる。これを具体的な行動レベルに下ろしていくと、

　ア．夫に心情を十分語ってもらい受け止める。そして、これまでの夫なりの努力を十分ねぎらう。

　イ．夫の努力をねぎらった上で、最近の妻の変化をどのように受け止めているのか、今までの夫の努力が、果たしてＡさんによい効果をもたらしているかを投げかける。

　ウ．このままの2人の関係が続いた時に起こり得る結果について危惧している看護者自身の気持ちを率直に伝える（以前の夫との関わりのプロセスから引き出された仮説）。

　エ．また、Ａさんは、夫に何をしてもらいたいと考えているのかを夫に投げかける。

　オ．Ａさんにとって夫は存在そのものが心の拠りどころであり、夫の役割を示す方法はほかにもあるのではないかと投げかけ、ともに考える。

　カ．夫の健康状態を話題にし、子どもたちのためにも、夫が自分の体を大事にしつつＡさんも大切にできるような具体的な関わりの方

法を提案する。

③**実母**

　実母の、「自分が娘を守る」という対処とその背景から、〈a. もしも実母が、夫を一方的に加害者と捉えるのではなく、「夫も自分もともに苦しんでいる」という夫に対する共感が生まれたならば、実母の「自分が娘を守る」という対処は変化していくだろう〉。〈b. もしも実母が、「自分しか夫から娘を守ってやれない」という認識から、夫とともに娘を守ってやらなければという認識に変化したならば、実母の対処は変化していくだろう〉という2つの仮説を導くことができる。これを具体的な行動レベルに下ろしていくと、

　ア．実母の日々の努力を心からねぎらい評価した上で、「夫はどのような心境なのだろうか。夫も切羽詰まって苦しんでいるのではないか」と投げかける。

　イ．夫と実母が対立関係にあることをAさん自身はどのように受け止めているのかを投げかける。今現在、そしてこれからの日々も夫と実母が対立し続けていくことをAさん自身が望んでいるかどうかを話題にしてみる。

　ウ．Aさん亡き後、実母には孫を支えていくという役割が残されており、孫のためにも夫との間にしこりを残すことは決して得策ではないのではないかと話し合う。

渡辺式家族アセスメントモデルの有効性と実践現場定着への課題

　以上、一つの事例を基に渡辺式家族アセスメントモデルのプロセスを紹介してきた。筆者はこの方法で500事例に及ぶ分析を行い、援助の糸口を見出してきた。困難事例の分析[8-18]も行ってきたが、必要な情報が得られている限り、この方法は極めて有効だと感じている。また、研修会やセミナーなどでも、受講者から「実践的」「これなら使える」といった肯定的な評価をいただいている。

　しかし一方で、現場のナースが自ら分析を行うに当たってさまざまな課題も次第に明らかになってきた。具体的には、ナースらには「問題指向」の傾向が強く、つい問題探しをしてしまうこと、その問題の捉え方も、「○○ができない」などと援助者の立場からラベリングしてしまう傾向があること、

一つひとつの現象にとらわれてしまい、現象を抽象化し、問題の核心を適切に捉えることが困難なことなどが、このアセスメントのプロセスを進めることを困難にしていると感じている。しかし、課題が明らかになれば、それを乗り越えるためのトレーニングをすれば解決もまたみえてくる。

私たちナースは、患者を診る専門家としての思考の回路を内在しているはずである。家族を診る専門家としての思考回路を一人でも多くのナースが身につけて、職場で、「あの奥様の対処は……？」などと共通言語で話し合い、仲間との語り合いの中でそれぞれの力をつけていくことが今こそ求められている。

本稿で紹介した「渡辺式家族アセスメントモデル」について、多くのご意見をいただき、病の中にあって苦しむ患者・家族にわずかでも貢献できれば望外の喜びである。

＜家族看護2(2), p.6-20, 2004より＞

引用・参考文献

1) 野嶋佐由美：家族像の形成, 臨床看護, 25(12), p.1767-1771, 1999.
2) 飯田澄子：家族を対象とした援助方法の模索, 家族看護学研究, 5(2), p.101-106, 2000.
3) 渡辺裕子：家族看護学を基盤とした在宅看護論(Ⅱ), 日本看護協会出版会, p.2-4, 2002.
4) 鈴木和子, 渡辺裕子：家族看護学　理論と実践第1版, 日本看護協会出版会, 1997.
5) 鈴木和子, 渡辺裕子：事例に学ぶ家族看護学, 廣川書店, 1999.
6) 橋本眞紀：現場のナースの声から誕生した「岡山家族看護研究会」, 家族看護, 1(1), p.136-139, 2003.
7) 渡辺裕子：援助を拓く家族アセスメント, コミュニティケア, 4(4), p.65-69, 2002.
8) 渡辺裕子：援助を拓く家族アセスメント, コミュニティケア, 4(5), p.65-69, 2002.
9) 渡辺裕子：援助を拓く家族アセスメント, コミュニティケア, 4(6), p.80-84, 2002.
10) 渡辺裕子：援助を拓く家族アセスメント, コミュニティケア, 4(7), p.77-81, 2002.
11) 渡辺裕子：援助を拓く家族アセスメント, コミュニティケア, 4(8), p.80-84, 2002.
12) 渡辺裕子：援助を拓く家族アセスメント, コミュニティケア, 4(9), p.80-84, 2002.
13) 渡辺裕子：援助を拓く家族アセスメント, コミュニティケア, 4(10), p.76-80, 2002.
14) 渡辺裕子：援助を拓く家族アセスメント, コミュニティケア, 4(11), p.80-84, 2002.
15) 渡辺裕子：援助を拓く家族アセスメント, コミュニティケア, 4(12), p.72-76, 2002.
16) 渡辺裕子：援助を拓く家族アセスメント, コミュニティケア, 5(1), p.80-84, 2003.
17) 渡辺裕子：援助を拓く家族アセスメント, コミュニティケア, 5(2), p.80-84, 2003.
18) 渡辺裕子：援助を拓く家族アセスメント, コミュニティケア, 5(3), p.80-84, 2003.

家族とのパートナーシップ構築の方略

野嶋 佐由美 Nojima Sayumi | 高知県立大学副学長／看護学部教授

はじめに

　看護はケア対象者との関わりから始まり、関わりに終わると言っても過言ではなく、さまざまな概念を用いて説明されている。例えば、円滑な援助関係や治療的関係を築くためには、信頼、共感、傾聴が求められる。最近ではケアリング、エンパワーメント、パートナーシップなどの概念を用いて説明されている[1-8]。

　家族看護学においても、家族との援助関係を形成していくことが、すべての看護行為の基盤となっている[3]。対象家族が問題と捉えていることを、専門職者の知識や技術を駆使して、家族と協働して解決することが、家族看護の基盤であろう。しかしながら、家族との援助関係の形成に関する知識や技術は、自然に修得したり獲得できるものではない。むしろ、多くの看護者が家族との援助関係の形成につまずき、看護者としてのアイデンティティーは揺るがされながらも、そこから学び取っていくという内省的なプロセスを経て、知識、技術、そして智恵を創造していると言っても過言ではない[9]。さらにこのプロセスは、看護者にとって容易で安全なものではない。この文章を書きながらも、多くの家族との出会いと対応が筆者の脳裏を横切る。また、周りの看護者の様子を振り返ってみると、このような苦悩を伴う内省のプロセスを経て、成熟した看護ケアを提供する看護師へと成長していっているように思われる。家族との援助関係の形成は看護師として第一歩を踏み出した時から基本的なこととして学び始め、実践を積み重ねながら、決して終わることのない、探求の路を歩み続けることになる。

パートナーシップとは

　パートナーシップ（partnership）という言葉は、いまや多様な分野において活用されている。医療でも、医療者―患者・家族、医師―看護師、病院―地域、地域―行政などのパートナーシップが論じられている[10-16]。WHOは、先進国から発展途上国への支援体制におけるパートナーシップを、「共通のビジョンとコミットメントや共通のゴールを当事者間で持つこと」[10,17]と記し、その重要性を喚起している[1]。また、ヘルスプロモーション第4回国際会議では、「パートナーシップと協働（Partner-ship and Alliances）」と題して、行政と民間のパートナーシップが取り上げられていた[14]。

　2005年12月に、インターネットで「パートナーシップ」と「医療」を検索すると59万件ほどもあり、患者・家族と医療者のパートナーシップから発展途上国とのパートナーシップまで、実に広い範囲で多様なテーマで論じられていた。その一端として、病院の理念などでパートナーシップを表明しているものを以下に紹介する。

医療法人順和会　京都下鴨病院のホームページ[18]
「患者様の権利及び医療者とのパートナーシップ」

　「すべての人は、健康に生きる権利を有しています。健康を回復・維持または増進するため、医療従事者の助言・協力を得て、自らの意思と選択のもとに、最善の医療を受けることは人としての基本的権利です。私たちは、病院理念に基づいてより良い医療を実現することに向けて、患者様と私たち医療従事者とが信頼の絆を結びあう第一歩となることを確信します」「病気を治すのは患者さん自身です。私たち医療従事者はあなたの身体に合った方法で治療方針を立て最善の努力をいたしますので、あなたも積極的に参加して一緒に病気を治していきましょう」

北里大学のホームページ[19]
「患者の皆様へのお願い」

　「安全で良質な医療の提供には、患者さんとのより良いパートナーシップと患者さんの医療への参加が必要です。皆様のご理解とご協力をお願いします」

　以上のように広く注目されているパートナーシップではあるが、ひとた

び定義づけようとすると簡単ではない。パートナーシップとは、英和辞典によると、①連携・共同・協力・協調、②組合契約・共同経営のように訳されている[20]。そして、文献では、「患者―看護者関係が平等主義の原則に基づき、情報として与えられたヘルスケアの決定のために、必要な技術や知識を求めることを可能にすること」と述べられていたり[17]、異なる立場に立つ者同士が、共通の目標に向かって、直面する問題の解決に向けて対話を展開することと定義している[20]。

Gallantらは、パートナーシップの概念を、パートナーに対する尊厳や信頼が必要であること、さらにパートナーシップの属性としては同意とコミットメントに基づくワークが存在すること、またパートナーシップはパワーの配分と交渉を伴うプロセスであることを示している[17]。これらのことから、筆者は、看護領域でのパートナーシップは、適切なケア・技術・知識を提供できる能力を有する看護者が、ケア対象者の権利を守り、平等関係を形成した上で、課題を協働して解決することであると考える。

実際にケア対象者とパートナーシップが構築できた状況について、ある訪問看護師は以下のように語っている。

初老期のご夫婦の二人暮らしで、末期がんのご主人は在宅療養を希望し、一方、奥さまは在宅での病状への対応には不安があり、ホスピス入所継続あるいは訪問看護を希望していました。このような家族に対して、1回目の訪問は拒否されることを覚悟で、でも時間をかけてもお二人の希望が実現できるようにと思って、がん性疼痛のコントロール、発熱などの随伴症状への対応、また在宅生活を継続するために奥さまへの支援などが必要であることをゆっくりと説明し、お二人にとって訪問看護を続けることがよいのではないかと提案をしました。ご主人は「いらんいらん」なんて言っていましたけど、ビジネスをやっていた理性的な方なので、具体的に明確に利点を話していくと、その日のうちに承諾を得ることができましたね。その後は、それぞれの希望を聴きながら進めていきました。例えば、奥さまが促してもご主人が鎮痛剤を飲まないことがありましたが、そんな時には、奥さまにはご主人は唾液が少ないため飲みにくいこと、自分

の身体だから自分の感覚もあり、何の薬で何のために必要かを納得できれば飲むというご主人の立場を代弁しました。同時にご主人に対しては内服しない理由を理解しながらも、薬の必要性や生活に合った服薬方法を提案するなどして、内服できる方法を考えていきました。このように一つひとつのケアの中で、ご家族と協働して病状に立ち向かえるように支援して、一緒にこのご家族に合った在宅ケアをつくっていったって感じですね。その間、発病から現在まで、ご夫婦で療養に取り組まれた過程を振り返って語ってもらったり、今のご夫婦それぞれの思いに気がついてもらえるように心がけもしましたね。この家族は本当に一緒にケアをつくっていったっていう感覚が私にも、ご家族にもあると思いますね。

この訪問看護師は、夫婦それぞれの立場に立ち、家族から信頼されるように、一つひとつのケアを理解できるまで丁寧に説明し、納得できる方法を一緒になって考え、ケアを創造していったと言えよう。

看護ケアにおけるパートナーシップ構築は、当然のことながら、パートナーシップそのものが目的ではなく、看護者としての責務を果たし、家族とともに健康問題を解決することを目的とすべきである。パートナーシップは、互いが目指すゴールを達成するための手段であって目的そのものではあり得ないのである[15]。パートナーシップ構築のために、看護者は専門職者として知識と技術を駆使するだけでなく、自らのあり方を吟味し、コントロールをしながら働くことが不可欠である。

その上で、家族とのパートナーシップ構築のために看護者に求められるものを挙げると、①家族の権利・尊厳を守ること、②パターナリズムを脱却すること、③信頼される存在となること、④家族の力を信頼すること、⑤家族に適合したパワーや責任の分配が可能となるように交渉・合意し続けること、⑥看護者としてのあり方を洞察し続けること、などが重要であると考えられる。

家族の権利・尊厳を守ること

パートナーシップの考え方の基盤は、パートナーとなる相手は、それぞれ独自のニーズをもつ価値ある人間で

あるということである[21]。日本看護協会の『看護者の倫理綱領』では、「看護者は、人間の生命、人間としての尊厳および権利を尊重する」「看護者は、国政、人種・宗教、心情、年齢、性別および性的指向、社会的地位、経済的状態、ライフスタイル、健康問題の性質に関わらず、対象となる人々に平等に看護を提供する」[22]と明示している。この精神に基づいて、看護者はケア対象者の尊厳を守り、権利を擁護し、自己決定権を保証するとともに、平等にケアを受ける権利を保障する看護を展開することこそが、パートナーシップの根幹であると言える。

　家族看護では、患者のみを対象とするのではなく、患者を含めた家族全体をケアの対象とすることを起点として発展してきたことから考えても、『看護者の倫理綱領』でいう「人々へのケア」のところを「家族」に置き換えて理解することが重要となろう。したがって家族看護においては、家族の尊厳、家族としての権利、家族の意思決定を尊重することがパートナーシップの基盤となる。家族は基本的に力を有しており、自治権や自己決定権を有しているという前提に立たない限り、パートナーシップの形成は困難であろう[23]。

　また、家族は生活の場で、さまざまな経験を積み重ね、共有し、それぞれの歴史を形成している。そして密接な関わりを長年続けながら、その家族に固有な価値観や文化を形成している[24]。現在の社会では多様な形態や独特の価値観を有する家族が存在しているが、看護者としてはどの家族に対しても優劣や順位をつけることなく、平等に医療や看護を受ける権利があることを念頭におき、平等なケアを提供しているかどうかを洞察することが重要である。

パターナリズムを脱却すること

　わが国の医療の特徴の一つとして「おまかせ」医療が挙げられている。これは、一般的にはパターナリズムと言われている[25]。パターナリズムとは、伝統的には父親が子どもに対するような形で人と接することを表している。医療の中でのパターナリズムは、より高度な知識と技術を有する専門職者がその知識と技術に基づいて判断をしていくことが、患者にとっての最良

の利益をもたらす判断となり、望ましいことであるとの見解である。このようなパターナリズムに基づいて、医療者は専門職として患者や家族よりも優位な立場をとり、患者や家族の意思を尊重することなく、医療者が適切と思う事柄を選択・決定し、患者や家族に提供するという傾向がある。

患者や家族の最も身近にいるはずの看護職においても、パターナリズムが存在している。例えば「家族は看護者を頼るべき存在である」「現在の患者のことは看護者がよくわかっている」という前提で家族に対応することがある[3,9,26]。この場合の看護者は、自身を専門的な知識と技術をもつ『ケア提供者』という優位な立場におき、患者・家族をケアを受ける弱い立場の者と位置づけて、患者や家族は看護者の意見に従うべきであると考えてしまう。残念ながら、現実には看護者はこのパターナリズムから多かれ少なかれ影響を受けている。

したがって、看護者はこのようなパターナリズムの存在を認識しておくことがまず重要であると言えるだろう。それを打破していくためには、双方が互いの立場を理解し、認め合うことから始めることである[18]。パターナリズムから脱却し、共感的理解の積み重ねにより、家族とのパートナーシップが可能となるのである。

パートナーシップにおける関係性の特質──信頼される存在

パートナーシップにおける関係性の特質は、「信頼関係」であり「ケアリングの関係」である。家族との信頼関係、家族とのケアリングの関係が求められる。すなわち、看護者は家族から信頼される存在となることが基本となる。

信頼関係の形成に関しては、学生の頃から何度となく学問的にも学び、実践でも、時には失敗を繰り返しながらも技として修得しているだろう。

『看護者の倫理綱領』では、「看護者は対象となる人々との間に信頼関係を築き、その信頼関係に基づいて看護を提供する」とし、看護者は、ケアが対象者に届き、その効力が発揮できるように、信頼関係を形成する責務があることを明示している[22]。

また、ワトソンは、ケアリングとなる要件を10示したが（表1）、その中

[表1] ケアリングの要件

1. 人間主義的：利他的な価値観の形成
2. 誠心誠意：希望の投入
3. 自己・他者に対する感受性を育む
4. 援助：信頼関係の発展
5. 肯定的感情と否定的感情の表出を促し受容
6. 科学的問題解決法を体系的に活用しての意思決定
7. 対人的な教授：学習の促進
8. スピリチュアルな環境の支持・保護・改善
9. 人間的なニード充足への援助
10. 実存的：現象学的なものの受け入れ

の一つに信頼関係を挙げている[8]。

さらに岡谷[4]は「知識や技術が信用されること」を信頼関係形成の重要な要件として挙げており、ワトソンの10のケア因子に加えて専門的知識に基づいた判断が必要であると示唆している。このようにみると、家族から信頼される関係を形成し、パートナーシップを構築することは、家族看護の専門的知識と技術を備えた看護者によって初めて可能となると言える。すなわち、家族の思いや意思を具現化するためには、知識と技術を基盤としてはじめて具体的なケアとして提供することが可能となる。このように看護職としての知識と技術を基盤とした信頼関係を形成してこそ、パートナーシップが力を発揮するのである。

さらに、ここで強調をしておきたいことは、家族との信頼関係の形成には、一人の人との信頼関係形成とは異なる知識や技術が必要であるということである[3]。一方、家族はシステムであるので、家族との援助関係形成には、家族員一人との関係と、複数の家族員との関係の多次元的なシステム的な視点をもつことが必要である。家族の中で中立性を保つ知識と技術や、家族内で意見や意思を調整する技術、家族全体を把握する知識と全体を動かす技術などが不可欠である。それについて瓜生は「近づく技術」「間に入って取り持つ技術」「現実理解を高める技術」「立ち向かわせる技術」「協働していくための技術」「自己の内面に向けて使う技術」などを活用して、家族と病者である一人の家族員の意見や意思が異なっている場合に両者を仲介する方法を明らかにしている[26]。

家族の力を信頼すること

看護者は、家族は自分たちの健康に根元的に責任を負っており、情報や援助が必要な場合もあるが、自分たちで決定し、自分たちの福利のために行動する能力を有していると家族の力を信頼することが基本である。

第1章　家族看護の基本的な考え方

　その上で、看護におけるパートナーシップでは、異なる知識や技能、時には異なる目標を有している患者・家族と看護者が、相互の立場に敬意を払いながら、対話を重ね、交渉しながら歩んでいくことが求められる。パターナリズムにも関連するが、専門職者は家族には意思決定をする能力がない、正しい選択肢を選べないと考え、家族をコントロールしようとする傾向にある。

　しかしパートナーシップのもとでは、家族が看護職者とは異なる選択をしたとしても、それが家族の決定である場合には、まずは受け止めて尊重することが重要である。知識や技術には相違があり、それゆえに専門職は自然と主導権をもつ傾向があるが、家族は十分な力がないというものではない。双方が存在して初めて成立する関係であることを十分に認識することが必要である[2]。どのような場合でも家族の力を信頼し、複数の選択肢の中から、家族が自ら意思決定できるようにリードしていくことが看護者には求められる。そして、家族が自ら意思決定を行うことができれば、その選択に責任をもつこともできるであろう。その結果、問題を乗り越えられたときには、家族は家族としての自信を獲得し意思の力をさらに高め、成長することができるのである。

　最近は「家族のセルフケア力」「家族の生活力量」「家族の能力」「家族の学び」「家族のきずな」などの視点から、家族は力を保持していることを示した研究が報告されている。例えば、森下は、在宅療養者を抱える家族は病みの軌跡の中でのfamily strengthsを獲得していることを明らかにしている[27]。すなわち、家族は、「状況を捉える力」と「状況への構えをする力」を獲得し、次に日常生活で介護を継続する中で直面する「問題に対応する力」を獲得し、家族員の「問題に向かう気持ちを培う力」を育んでいく。次の段階では事実を積み重ね、「経験をパワーにする力」を獲得し、家族の介護に対する「信念をつくる力」に発展させ、そして家族が普通の生活を取り戻す「再生する力」、介護に自信や誇りをもつ「家族の誇りを育む力」、そして家族のつながりを深化させていく「統合する力」を獲得していることを明らかにした。その上で、家族は病気の家族員を抱えるなどの困難や状況に

おいても、それぞれ独自のfamily strengthsを備えた存在であり、力を備えた存在として家族を捉えることの重要性を述べている。

パワー・役割・責任の配分を吟味し変更させ続けること

パートナーシップには、共通する課題を解決するという具体的な仕事が付随している[28]。共通する目標や共通の関心ごとをもち、それに向かって対話しながら、交渉しながら歩んでいく、いわゆる日々の営みである。看護者は看護の知識と臨床的な経験と技術を、家族は家族員の健康や家族生活を管理することに関する経験的な知識をもっており、これらの2つの経験が共有されて初めて問題解決に向けて進むことができる[29,30]。

その一方で、家族とのパートナーシップにおいては、看護者がどのように配慮したとしても、看護者であるという事実だけで力や権威を有しており、それが家族に有形無形の影響を及ぼしていることを見逃してはならない。自らのパターナリズムから脱却するとともに、自分たちのパワーがどのように家族に影響を与えているかを常に吟味し続けることも、専門職者としての責任である。

看護者は、家族が置かれている状況や、発揮している力、潜在的な遂行能力などに関して臨床判断を行い、家族に適したパワーや役割、責任の配分となるように、合意形成しつつ課題を解決していくことが大切である。

パートナーシップを発展させていくためには、看護者は互いの力関係を理解しなければならない[10]。そしてその上に成り立つ均衡を保っていくことが重要である。看護におけるパートナーシップの構築は、対象家族の状況をアセスメントしつつ、パワー、役割、責任を変更し続ける行為であるとも言えよう。そのためには合意形成に向けての対話、交渉が不可欠である。このように、パートナーシップとは極めて意図的な戦略と努力を要するものである[10]。

医療者は、患者や家族とのパートナーシップのもと、医療を実践すべき責務が課せられていると言えるだろう。そして、医療者は、専門職者としての責務を噛み締め、家族の権利を擁護するために、パートナーシップを構

築していけるよう取り組んでいくことが求められている。

おわりに

本稿では、家族とのパートナーシップ構築というテーマで述べてきたが、私たち看護者は患者・家族とパートナーとなれるだろうか、看護者として目指すところが、家族のパートナーになることであろうか、家族は看護者にパートナーとなることを求めているのであろうか、と自問をすることとなった。

看護領域における家族とのパートナーシップは、家族の権利や尊厳、意思決定を尊重しつつ、信頼される関係を形成し、看護者と家族が協働して解決していくことである。そして、看護者である限り、一定のパワーを有しており、このパワーをパートナーのために活用できるように、常に自己吟味し、自己コントロールすることが要請されていることに改めて気づかされた。それゆえに、看護者はこのようなパートナーシップを構築するために、専門職としての責務を果たせるように細心の注意を払っていなければならない。そうでなければ、家族は看護者を信頼できるパートナーとしては選択しないであろう。

＜家族看護4(1), p.6-13, 2006より＞

引用・参考文献

1) 村上雅昭, 稲井友理子, 高橋佳代, ほか：当事者の力をひきだす治療・援助関係, 精神科臨床サービス, 3, p.444-448, 2003.
2) 野嶋佐由美：家族へのケアを考える；第1回家族との援助関係, 月刊ナースデータ, 16(9), p.56-60, 1995.
3) 野嶋佐由美監：家族エンパワーメントをもたらす看護実践, へるす出版, 2005.
4) 岡谷恵子：看護婦—患者関係における信頼を測定する質問紙の開発, 看護研究, Vol.28, p.275-285, 1995.
5) 澤田いずみ：看護婦と虐待者である親との援助関係成立に関連する看護婦側の要因 看護婦の親への認識調査からの報告, 札幌医科大学保健医療学部紀要, 2, p.17-23, 1999.
6) 高野順子：[老人] 歴史的・社会的視点からホーリスティックに家族を捉える 高齢者と家族の関係に焦点を当てて, 看護, 54(7), p.46-50, 2002.
7) 植田寿之：援助関係に見られる価値葛藤についての考察, 社会福祉士, 11, p.119-126.
8) Jean Watson/稲岡文昭, 稲岡光子訳：Nursing：Human Science and Human Care A Theory of Nursing：ワトソン看護論 人間科学とヒューマンケア, 医学書院, 1992.
9) 野嶋佐由美, ほか：対応困難な家族に対する看護の分析を通して有効な家族看護モデルの開発とその検証, 平成4・5年度科学研究補助金研究成果報告書, p.90.
10) Sally A. Bisch：女性の健康と開発への看護の貢献：国を超えたパートナーシップ, 看護, 51(5), p.111-116, 1999.
11) 飯村直子：協働 チーム医療の実践, インターナショナルナーシングレビュー, 22(5), p.44-48, 1999.
12) 森口育子：プライマリ・ヘルスケアを基盤にした看護活動における、パートナーシップの形成 タイ, 中国, スリランカからの報告, 第17回国際保健医療学会総会(2002年)における看護をテーマにしたワークショップの開催, Quality Nursing, 9(4), p.325-326, 2003.

13) 中野綾美：小児看護における家族参加；その意義と課題, 小児看護, 23(6), p.707-712, 2000.
14) 櫻井尚子, 星旦二：「パートナーシップ」が保健師にもたらすもの, 保健婦雑誌, 59(6), p.486-491, 2003.
15) K.A. シロトニック, J.I. グッドラッド編／中留武昭監訳：学校と大学のパートナーシップ 理論と実践 1部基本的視座, p.22-100, 玉川大学出版, 1994.
16) 吉本照子：ベンダー 地域におけるパートナーシップにもとづく看護システム管理, 看護管理, 14(8), p.696-699, 2004.
17) Mae H. Gallant, Marcia C. Beaulieu, Franco A. Carnevale：Partnership：an analysis of the concept within the nurse-client relationship, Journal of Advanced Nursing, 40(2), p.149-157, 2002.
18) 医療法人順和会 京都下鴨病院ホームページ：http://www.simogamo.jp/information.html ［2012年4月10日］
19) 北里大学ホームページ：http://www.kitasato-u.ac.jp/khp/visitor/kanjyaonegai/ ［2012年4月10日］
20) 亀口憲治編：コラボレーション 現代のエスプリ, 419, p.5-19, 2002.
21) Patterson B.：Partnership in nursing education：a vision or a fantasy?, Nursing Outlook, Vol.46, p.284-289, 1998.
22) 日本看護協会：看護師の倫理綱領, 2003.
23) 長戸和子ほか：退院・在宅ケアに関する家族 看護者の合意形成に向けての介入方法の開発, 平成11・12・13年度科学研究補助金研究成果報告書.
24) 宗像常次：健康のセルフケア行動, 看護技術, 34(9), p.1012-1017, 1988.
25) 中野綾美：パターナリズム, 臨床看護, 25(10), p.1543, 1999.
26) 瓜生浩子：家族と患者の間に生じる認知的不協和を緩和するための看護介入, 平成14年度修士論文高知女子大学大学院看護学研究科.
27) 森下幸子：病床の家族員と生活を共にする家族のFamily Strengths, 平成16年度修士論文高知女子大学大学院看護学研究科.
28) Countney R., Ballard E., Fauver S. et al.：The partnership model：working with individuals, families, and communities toward a new vision of health, Public Health Nursing, 13, p.177-186, 1996.
29) Robinson C.A. & Thorne S.A.：Strengthening family 'interference', Journal of Advanced Nursing, Vol.9, p.597-602, 1984.
30) Thorne S.E. & Robinson C.A.：Reciprocal truin health care relationships, Journal of Advanced Nursing, 13, p.782-789, 1988.
31) 中野綾美：看護はなぜ家族を一単位として考えるのか 家族看護の目的と役割, 小児看護, 16(4), p.410-414, 1993.
32) 大西基喜, 浅井篤, 永田志津子, ほか：パターナリズム 医師—患者関係の観点から, 病院, 59(7), p.622-625, 2000.
33) 渡辺裕子, 鈴木和子, 永井優子, ほか：精神看護における家族看護過程の特徴に関する研究 その1. 看護職の家族援助に関する基本的認識における特徴, 千葉大学看護学部紀要, Vol.18, p.1-9, 1996.

家族の力を引き出す援助のための
ナースの課題

渡辺 裕子 Watanabe Hiroko｜家族ケア研究所所長

はじめに

　看護の対象のもてる力を引き出すこと、それは看護の原則である。家族を対象とした場合にも、その原則は何ら変わるものではない。これまでに国内外で開発された家族アセスメントモデルを概観してみても、一様に家族の力を引き出す視点が強調され、家族の力をアセスメントする項目が組み込まれている。しかし実際には、ナース側のさまざまな要因が絡み合い、実践することが困難になっていることも少なくない。

　筆者は、施設内外で働くナースらを対象としたコンサルテーションを数多く行ってきた体験から、家族の力を引き出す援助を浸透させるためのナース側の課題を、あくまでも私見として述べてみたい。

問題志向からの脱却

　まずは、家族の力を引き出すためには、その家族の力に気づくことが前提となる。そのためには、その家族の「よいとこ探し」をするナースの姿勢が必須であろう。しかし、まずは「患者の看護上の問題は何か」から出発する思考がそのまま家族のアセスメントにも反映され、「……できない」「……していない」と否定的な側面ばかりに目を向けがちな傾向があると感じている。家族の問題が明らかになると、それはナースに「問題を正さなければならない」というモチベーションを生み、それは家族が本当に望んでいることなのかを吟味せずに、自分の理想に家族を近づけたいという操作的な姿勢を強化して、ナースと家族との溝を生み出すという事態も招きかねない。そして、最悪の場合、ナースの操作的な姿勢が、家族の苦しみや新たな問題に発展する

可能性も皆無ではない。

　家族は本来的に、他者から自分たちの問題を指摘されて、修正を求められることなど、望んでいないのではないだろうか。それよりも、「今まで十分に頑張ってきたし、今もこうして頑張っているではないか」と、自分たちの存在そのものを認め、受け止めてもらいたいというのが、真のニーズであろう。患者の身体的な健康問題とは異なり、家族が抱える真の問題とは、その家族の価値観や生きてきた歴史、周囲との関係性によって著しく異なる。ある家族にはたわいもない出来事であっても、ある家族にとっては家族としての存在そのものが根底から揺らぐような問題へと発展することもある。まずは、家族の力にしっかりと目を向け、そうした姿勢を家族に示して家族との信頼関係が築かれた時に、家族は自分たちが抱えている真の問題を垣間見せてくれるのではないだろうか。

　いずれにしても、ナースが家族の問題探しをするような姿勢からいかに脱却するかが、家族の力を引き出す援助の前提として、今、問われているのではないだろうか。

多様な家族形態に関する肯定的な概念枠組みをもつこと

　家族のアセスメントに際して、ナース自身の家族観が大きく影響することは、これまでも再三指摘されてきた。しかし、実際にはいまだ、同性愛のカップル、内縁関係の夫婦や養子関係の親子、再婚家庭などを前にすると、伝統的な家族形態とは異なっているという漠然としたイメージだけで、「複雑な家族」「どこまで立ち入ったらいいのかわからない」という印象を抱き、その家族の力に注目することなく距離をおくという傾向があるように感じている。

　しかし、わが国においても、家族形態の多様化は、今後ますます進むことが予測されるであろう。夫婦と実子からなる伝統的な家族形態を、しょせん「普通の家族」と見なす認識では、家族看護は困難な時代を迎えているのではないだろうか。

　筆者も、実際にナースらから相談を受ける事例が、内縁関係や再婚家庭など、非伝統的な家族形態であるケースが急増していると感じている。法的な保護や経済的基盤が脆弱なために、さ

まざまな困難を抱えている場合も多いが、逆に強い愛着関係があり、ハンディがあるからこそ、さまざまな工夫によって多様な対処方法を身につけているなど、その家族の力に驚かされることも少なくない。

ナースは多様な家族形態に関する肯定的な概念枠組みをもち、不安定要素を内包するからこそ、努力を重ねてこれまで培ってきたその家族の力をあるがままに認める姿勢が重要であろう。

自己の価値観から離れて柔軟な視点で家族の力を見極めること

家族のもともとの生活、介護やケアに向かう姿勢、行動は、極めて多様性に富んでいる。ゴミが散乱し、足の踏み場もないような環境の中で暮らしている家族もあれば、塵一つなく整然と整理され、磨き上げられた環境の中で生活している家族もある。毎日、病人の元を訪ねる家族もあれば、ほとんど面会に訪れない家族もある。また医療者の対応に関して、事細かに意見や希望を述べる家族もあれば、ほとんど何も語らない家族もある。その家族にとって、何が大切なことなのか、何に価値を置いているのかによって、表面に表れる生活実態や行動は異なる。しかしナースは、付き合いやすく自分自身の価値観にマッチする、清潔な住環境で頻回に面会に訪れ、医療者を信じて任せてくれる家族をよしとし、それ以外の家族を問題と捉える傾向はないだろうか。

例えば40歳という年齢も、「まだ40歳」と捉えるのか、「もう40歳」と捉えるのかによって、その意味合いは大きく異なってくる。上記の例も、ゴミが散乱し足の踏み場もないような劣悪な環境の中でも、「どっこい生きてるたくましさを身につけた家族」と捉えることもできるし、ほとんど面会に訪れない家族は「面会に来ることを控えて、患者と距離を保つことによってバランスを保つ知恵をもっている家族」とも捉えられる。細々とした意見や希望を医療者に述べる家族は、「患者に対する愛着が深く、疑問や不安を抱え込まずに解消する術をもっている家族」とも捉えることができる。

その家族の生活や具体的な行動には、それを形成している状況背景がある。その極めて多様性に富んだ家族のストーリーを理解せず、自己の価値観

や感覚で、否定的に受け止めることがあったとしたら、家族の力に気づくこともできず、ましてや家族の力を引き出すアプローチは困難となる。自分の価値観から判断すれば、取るに足らないゴミに見えるものでも、それが家族にとっては光りを放つ宝物であることもある。自己の価値観からいったん離れて、柔軟な視点で家族の生活や行動を見つめる力が求められている。

不幸な話に引きずられず、家族の認識に変化をもたらすスキルをもつ

「もう、母はあんなにボケちゃってねえ……この先、お先真っ暗」「この頃息子はいつも暴れてばかり、いつも荒れてるんです……どうしたらいのか、疲れました」「もうダメですね、妻が可哀想で見てられない……」。こんな不幸な話が延々と繰り返される時、多くのナースは、「相手の暗い気分が乗り移ったようで、何か一緒に暗い穴の中に落ちていく感じ。自分自身の気分までも落ち込んでいく」と語ることが多い。

受容、共感、傾聴、ケアとしての効果的なコミュニケーションは、聴くことに始まり、聴くことに終わるとも言われており、これらの大切さは、強調してもし過ぎることはないだろう。しかし結果的に、家族が自分たちの置かれた状況がいかに困難であるかを再認識し、気分が沈み込むようなことになったとしたら、家族の力を引き出すことはできない。家族は、「わかってほしい」「理解してほしい」「話を聴いてほしい」というニーズばかりではなく、「何とかこの状況から抜け出したい」「元気を取り戻したい」というニーズももちあわせているのではないだろうか。「認知症は確かに進んでいるけれど、先のことはその時になったら考えよう。今は、こんな笑顔も見せてくれるし、今できることを精一杯やるしかない」と先行きの不安から、今の療養者の力や、今、自分がなすべきことに視点を向けたり、「息子は確かに暴れることも多いけれど、1日、24時間、365日暴れているわけではないし、比較的落ち着いている時も確かにある。自分たちの今の状況は、それほど悪くはないかもしれない」と、否定的な思い込みから肯定的な側面に目を向け、家族が変化の可能性や希望を見出せるようなスキルがナースには求められて

いるのではないだろうか。

さまざまな家族看護理論ばかりではなく、認知行動療法[1]やブリーフセラピー、ソリューションフォーカストアプローチなどのカウンセリングや家族療法の各手法、あるいはコーチング理論などでも、クライエントやその家族の否定的、悲観的な認知を変化させる方法論が盛んに紹介されている。家族の力を引き出すためには、ナースがこれらの方法論を学び、家族援助の場面で活用する力を身につけることが必要であろう。

実践の場での教育的働きかけ

筆者は、上述のような視点で、ナースに対するセミナーをこれまで数多く開催してきた。家族の悲観的、否定的な認識に変化をもたらし、対処意欲の向上を目指すコミュニケーションスキルに関して、ロールプレイも含めた実践的なプログラムを提供しており、多くの参加者が、視野の広がりと、具体的な方法論に出合った喜びを体験している。しかし一方で、セミナーでの学びが、実際にどれほど家族との関わりの場面で活かせるかについては、不安の声も少なからず聞かれている。

その根底には、実践の場でのモデルが存在しないことが多く、いまひとつ、生き生きとした具体的なイメージをもち得ない苦しさがあるのではないだろうか。「あぁ、あんな時には、こんな声かけで会話の流れが変わるのか」「なるほど、このようにアプローチしてみることで、下を向いていた家族の視点が上を向くようになるんだな」などと、他のナースの関わりから学び、明確なイメージをもつことができれば、不安は軽減していくであろう。

現在、家族看護専門看護師の養成も進み、誕生が間近に待たれる時を迎えている。家族看護専門看護師には、こうした現場のナースの実践モデルとしての役割が期待されていることは言うまでもないが、絶対数には限りがある。各施設に、スキルをもったナースを養成し、役割モデルとしての機能を果たしつつ、実践の場での教育的働きかけを充実させていくことも重要な課題である。

「褒められる体験」を重ねる精神的風土の熟成

　家族の力を引き出すアプローチの基本は、あるがままの家族のありようを認め、その家族なりの工夫や努力を肯定的にフィードバックすることにある。つまり、家族への賞賛が重要な援助となる。しかし、「褒めることって難しい……」と感じているナースも少なくはないのではないだろうか。

　以前、あるナースが夫のリハビリに毎回付き添って来院する妻に、「奥さん、ご主人と一緒に頑張ってますねぇ……」と声をかけたところ、「当たり前です。自分の夫なんですからっ！」と、明らかに不快そうな反応が返ってきた場面に遭遇したことがあった。このナースは、軽くかけた言葉に対する思わぬ妻の反応に戸惑っていた。賞賛のつもりでかけた言葉ではあったが、妻は「何かバカにされている」と感じたのだろう。根底に相手に対する心からの尊敬や敬意の気持ちがないと、相手を深く傷つけてしまうことにもなりかねない。「家族を褒める」ということは、ただ単に耳当たりのよい言葉をかければよいという薄っぺらなもので

はなく、その家族のありよう、生き方に対する、深い洞察に裏打ちされて初めて家族の心に届くことを痛感させられた出来事であった。

　そして、今さらながら援助者であるナース自身が、今、ここにある自分の存在そのものを認められ、心から賞賛される体験をどれほど重ねているかを振り返ってみると、残念ながら、職場の環境はますます厳しいものとなっているのではないだろうか。ナース自身が、他者から認められ、賞賛された体験がないと、家族にもうまく賞賛の言葉をかけることはできない。他者から認められ、支持され、賞賛されることで、どれほどエンパワメントされるか、実体験があって初めて、家族にも真の賞賛の言葉がかけられるのだろう。

　「やって当たり前」「できて当たり前」の医療現場ではあるが、家族の力を引き出すアプローチを根づかせていくためには、ナース自身が「褒められる体験」を重ねることのできる職場風土の熟成が不可欠であろう。

おわりに

　家族の力を引き出すアプローチを根

づかせていくために必要なナースの課題を、あくまでも私見として述べてきた。結局のところ、家族の力に気づくことのできる広い視野と、多面的に物事を捉えることのできる柔軟な発想、そしていかに表現力に磨きをかけるかが重要な課題となるのではないだろうか。そのための教育的な配慮、ひいてはナース自身が、自分の力に気づかされ、認められ、賞賛される職場風土の実現なしには、ナースに家族の力を引き出すアプローチを求めることは困難な課題と言えるだろう。

家族の力を引き出すアプローチ、それは単なるスキルではなく、ナースとしての自己のありようが深く影響する家族との関わりのあり方そのものであることを、本稿のまとめとしたい。

<家族看護5(1), p.13-17, 2007より>

引用・参考文献

1) 伊藤絵美：認知療法・認知行動療法カウンセリング CBTカウンセリング・初級ワークショップ, 星和書店, 2005.
2) Insoo K.B./磯貝希久子訳：家族支援ハンドブック ソリューション・フォーカスト・アプローチ, 金剛出版, 1997.
3) Laura W., Phil S., Henry K.H./CTIジャパン訳：コーチング・バイブル 人がよりよく生きるための新しいコミュニケーション手法, 東洋経済新報社, 2002.
4) 吉川悟：ブリーフセラピーの志向するもの, 日本家族心理学会編, 家族カウンセリングの新展開, 金子書房, 2003.

家族の力を支える看護

野嶋 佐由美 Nojima Sayumi　高知県立大学副学長／看護学部教授

はじめに

　虐待やいじめ、介護などの社会現象が問題として論じられるたびにその原因を家族に求め、"家族の弱体化"が指摘される。その一方で、家族の力を問うことなく"最後の拠りどころは家族だから、家族に何とか……"と熱い視線を家族に投げかけてもいる。
　臨床において看護者は「あの患者さん・家族には力があるから」「あの患者さん・家族は力を十分発揮していない。どうすればよいだろう」など、患者や家族の力に注目しているものの、家族の力とはどのようなものか具体的に示すことはできていないのが現状だろう。
　家族の力は、現在、「家族の自己効力感」「家族の強み」「家族の耐久力」「家族の自信」「家族マネジメント力」「家族のケア力」「家族の介護力」「家族生活力量」などの概念を活用して捉えようとしている段階であり、臨床においてもこれらの概念を用いて、家族の力を支え強化した実践が報告されている。また家族の力を取り上げた『家族の力』『家族力の根拠』『「家庭力」を育てよう』などの著書[1-7]も出版され、多くの研究者や実践家が家族の力に注目しているが、家族の力の全貌を捉えることには、いまだ成功しているとは言えない。
　本稿では、家族の力を「家族としての主体性を発揮し、家族の健康を守り、家族内・外のつながりを構築し、家族生活システムをマネジメントしていく力、および家族システムとして相克する要素（弁証学的な関係）の調和を保ち共在する力である」と考え、家族の力を支える看護について考察する。

家族の力を育む看護者に求められる姿勢

　家族の力を支える看護を提供するためには、看護者に家族の主体性を尊重

し育む姿勢が求められる。看護者には、家族のもてる力を最大限に発揮できるように支援することが最も重要な課題であり、家族の主体性と潜在的な能力をエンパワーする姿勢が必要である。さらに、家族の力を信じていくことや、看護者がパターナリズムを自己制御して、家族の主体性を尊重し育むことが求められる。

　筆者らが提案している「家族エンパワーメントモデル」[8-10]もまた、家族の力を育む看護を目指している（表）。家族エンパワーメントは家族自身が獲得していくものであり、家族エンパワーメントの主体は家族である。したがって、家族の力は家族の主体性に依拠しており、看護者は家族の主体性を尊重し育むことが重要なのである。

家族の力を捉えるための視点

　家族は"生きている"複雑系システム（complex system）である[11-15]。複雑系システムとは、さまざまな要素が相互に影響を与えるために、一般的な手法でシステムの未来のふるまいを予測することが不可能なことである。つまり、家族がとどまることなく変化

〔表〕家族エンパワーメントモデルの前提

a) 家族は自分で決定し、家族の福利のために行動する能力を有している。看護者は、家族の自己決定する力を尊重する姿勢が必要である。
b) 家族エンパワーメントが生じる条件は、家族との相互尊敬、ともに参加する関係/協働関係、信頼である。
c) 看護者は、家族をコントロールしようとする欲求を放棄し、協力関係を形成し、家族のニードを優先していく必要がある。
d) 看護者は、家族が健康的な家族生活を維持、促進することができるように支援していく必要がある。

<出典>野嶋佐由美監, 中野綾美編：家族エンパワーメントをもたらす看護実践, へるす出版, p.9-10, 2005.より筆者作成

していくために、家族は家族としてのまとまりをもち、システムに内在している多様な、あるいは相克する要素の調和を保つように調整することが求められている。

　また、家族は「個人─家族全体」「個人─家族─地域社会」「過去─現在─未来」「統合─拡散」など、多様な、時には相反する要素（価値観）を同時性的にもつシステムである。ある意味、家族の力とはこのような相克する要素の調和を保つ力であると言える。したがって、一つの事柄や視点から家族の力を論じようとすると、必ず光が当たっていない他の重要な要素からの反撃に遭うこととなる。

　例えば、家族システムを時間という視点から捉える時、家族には家族全体

の時間としての「過去─現在─未来」があり、そして家族員には先の家族全体の時間とともに、個人の「過去─現在─未来」の時間があることを理解しなければならない。つまり家族は、家族史（過去）を内包しつつ、現時点の家族の発達課題と個々の家族員の発達課題を達成するべく調整を行い（現在）、さらに家族・個々の家族員の発達課題をどのように達成するかによって、将来の家族のあり方（未来）が決定されるのである。家族の力を論じる際にも、「過去─現在─未来」の時間に焦点を当てて捉える必要があり、その視点が欠如していれば、それは複雑系の家族システムを捉えたことにはならない。

家族システムを論じる時に、「個人─家族全体」「個人─家族─地域社会」を捉えることは最も重要であり、これらは多次元的で力動的である。家族は家族全体のシステムとして、そして家族員は個人として、「個人─家族─地域社会」を同時に生きている。このような複雑な家族システムを一つの視点で論じることは危険をともない、常に相克する要素を見極めていくことが必要である。

これまで家族システムを捉えるために、われわれは相克する要素を"統合"して新たな視点や概念を創造する努力を行ってきた。しかしながら、それらは"統合"ではなく、一つの新しい概念や視点であるため、相克する要素を内包したことにはならない。そのため家族システムを捉えるためには、相克する要素を弁証学的な関係として捉えるべきである。つまり、二つの相反する要素をそれぞれ内包しつつ、それぞれが存在していると考えることが必要なのである。

この前提から、看護者は、常に変化する"生きている"家族システムと対峙していることを肝に銘じて、一つの視点の中に複数の相反する視点が隠れていること、それらの視点を切り離すことはできないことを忘れないことであろう。つまり、記述する言葉は平面的で、要素的であることの限界を克服するべく努力することが求められる。現在のカンファレンスや申し送りなどの時間が削減されている医療現場では実現性が低いが、そのための一つの有効な方法としてナラティヴストーリーの方法を提案する。

家族の力の構成要素

1 家族生活力量から捉える構成要素

家族生活力量論[16]では、家族生活力量を「家族が健康生活を営むための知識、技術、態度、対人関係、行動、情動が統合されたもの」と定義づけた上で、12の構成要素を特定している[16]。この家族生活力量は、家族の力の構成要素を捉えるために役立つ視点である。

中心となる構成要素は9つであり、それらは「家族のセルフヘルスケア力（健康維持力、健康問題対処力、介護力または養育力、社会資源の活用力）」「家族の日常生活維持力（家事運営力、役割再配分・補完力、関係調整・統合力、住環境整備力、経済・家計管理力）」に分類されている。

別の捉え方をすれば、「健康に関連する力」「家族内の関係性（家族関係や役割関係）に関連する力」「家族システムのマネジメントに関する力」「家族の社会的な力（社会との関係性の形成なども含む）」と大別することも可能であろう。つまり、家族の力を支える看護とは、家族の健康に関する力、家族内の関係性を形成し発展させていく力、家族システムをマネジメントする力、家族と地域社会の関係性を発展させていく力を支援し、育成することである。

2 家族機能論から捉える構成要素

家族機能はいくつかの視点から分類され研究されているが、フリードマンは、看護の視点から、①情緒的機能、②社会化の機能と社会的布置機能、③生殖性機能、④経済的機能、⑤ヘルスケア機能、を重要な家族機能として位置づけている[17]。

家族の力はこのような多様な家族機能として発揮するものであり、家族の力を捉える視点として、家族機能論を活用することも可能である。家族機能論では、家族を人間社会の基本的単位であり社会化の基盤となる重要な社会集団として、また個人と社会を結ぶ架け橋として位置づけている。社会的存在としての家族は、常に社会から影響を受けており、社会の変化に対応していく力が求められている。このような構造機能論の立場からすれば、家族の力は、社会と個人から要請される課題に対して家族を守る家族機能であり、

またそれを測定・アセスメントすることもできよう。

家族の主体性をつかさどる中枢機能を支援する

個人の主体性をつかさどる中枢機能として"自我の強さ""Identity"が挙げられる。また、家族にも家族の主体性をつかさどる中枢機能が存在するといわれている。次に、家族の力を捉える視点として、家族精神力動論を活用し、家族としての自我の考え方を紹介する。

家族システムは家族員や夫婦・親子などの下位システムを内包しているだけでなく、それ以上の特質や力を有しているという考えは、多くの有識者が主張するところである。このような考え方から家族は「集団としての自己制御機能」「生きているシステムとしての特性」を有していることも知られている。フークスは集団―分析的ダイナミクスと精神分析概念を論じる中で、集団にも自我が存在すること、すなわち集団的自我が存在することを述べ、さらに"グループにおける自我、プライド、超自我、無意識、前意識、意識"について言及している[18]。わが国においては南が"集団我"について論じ、岡堂は著書『集団力学入門』[19]の中で集団としての自我の存在を提唱している。

家族精神力動論を提唱しているアッカーマンは、家族Identityを家族の安定性の概念から説明している[20-22]。それによると家族Identityとは、相互に結合した一つの集団も、個人がもつのと同じ独自の統一性をもち、家族全体で相互に共有し合う自分たちの像・感覚・経験であると捉えている。また、牧原は「家族のこころ」に該当するものとして家族Identityがあると論じている。

南は"集団我"の考えをさらに発展させ、家族に関しては"家族我"が存在すると提唱している[23]。"家族我"は、家族の成員が生まれ育つ中で、しだいに家族という集団運命共同体としての認識をもち、自分の自我を家族へ心理的に一本化させて形成したもので、強い所属意識と依存意識から成り立っていると説明している。

これらの説を追っていくと、"生きている"システムである家族にも、主体性をつかさどる中枢機関としての自

我が存在すると考えることができるだろう。家族我にしても、家族Identityにしても、家族が家族として生きていく上で、欠かせない中枢であり司令塔である。家族我あるいは家族Identityは、"生きている"システムの中で家族を集団として守り維持し、家族にとって最も適切なことを選択して意思決定を行う。これは生活をマネジメントすることを可能とする機能である。

以上のことから、家族の生き方を規定しているのは家族の主体性をつかさどる中枢機能であり、この中枢機能を担っているもののありようによって、その家族らしい生き方や生活が規定されると考えられる。

総体としての家族の力を支援する

総体としての家族の力を捉えるものとして"家族としてのつながりを形成していく力""課題に対して協働して解決する力"が挙げられる。

1 家族としてのつながりを形成していく力

家族の主体性をつかさどる中枢機能である自我には、状況に合わせて求心力と拡散力をコントロールしながら"家族としてのつながりを形成していく力"が求められる。それは、機に応じて密着したり、離れることができ、お互いに共存・協働することによる疲れさえも癒すことができるようなつながりである。

家族の中枢機能である自我は、個々の家族員の分離個体化を促進し、個性豊かな独自性を許容しつつ、家族としてのまとまりやつながりを形成していく課題を達成することが重要である。すなわち家族の力とは、家族を結合に向かわしめる求心力とプライベートな世界に向かわしめる拡散力を調整する力でもある。

家族は、家族としてまとまるように、互いにコミットメントするように家族員をコントロールしている。伝統的には結婚により両者が夫婦関係を築き、そして親子関係、兄弟関係、親族関係を形成するという課題を達成して、家族員を結合しながら家族が生成されていく。つまり、家族員のつながりによって初めて家族を生成することが可能となる。このようなつながりによって、家族員のパーソナリティの安定をもた

らし、家族全体の情緒的な安定をもたらす。さらに家族内で相互に支援し合い、緊張を緩和し、建設的なモラールを鼓舞していく家族を生成していくことが可能となる。

このような家族の中で、子どもたちは対象関係を習得し、人生を通して対人関係の基盤を学んでいくことが可能となる。つまりエリクソンの言う基本的信頼関係が形成され、それは子どもの力の基盤ともなり、結果として家族の力に反映されていくこととなろう。またエリクソンは、「家族力」とは家族間の生の触れ合いや親密さがもたらす力であるとも言及している。

一方、"生きている"システムの中で家族員は、それぞれの発達段階を歩みながら、自我の確立を目指している。家族としてのつながりの結合面が強過ぎると、家族員の自我が主体性や独自性の発展に障害を受ける。

ボーエンは、健康的でない家族の場合として、「未分化の家族自我集塊」と命名している[24]。また、同様な状態を、ミニューチンは「絡み合った」家族と名付けている[25]。

家族としてのつながりを形成するために、看護者は状況に応じて、家族の結合に向かわしめる求心力とプライベートな世界へと向かわしめる拡散力を調整する家族の力を育むことである。二つの相反するつながりが健全な関係となるように支援することである。

2 課題に対して協働して解決する力

家族は、家族生活を維持するために、内・外から要請される課題を達成していかなければならない。家族の中枢機能としての自我という視点からも、「家族として現実吟味し、現実検討を共有する力」「家族の内・外界について弁別する力（家族境界）」「家族の欲動や衝動の調整・コントロールをする力」「行動の予測と結果について判断する力」などが求められる。つまり、家族の自我の重要な役割は、現実を現実として捉えて、直面する問題を解決して、状況に適応していくように調整することである。そして家族は"生きている"システムとして、直面する課題に対して協働しながら解決していく必要がある。

家族としての自我は、要請される課題に対して、家族の知恵を活用して状

47

況を分析し現実検討を行いながら、家族内の欲動や衝動を調整・コントロールしている。そしてまた家族としての発達課題に取り組みながら、家族システムとして生き残れるように取り組んでいる。これは家族の誰か一人が行うわけではない。子どもは子どもなりに家族の仕事に参加しているのである。

協働して課題を解決する力について、オルソンは家族システムを捉える側面として、"家族としてのまとまり""家族の適応力"を挙げている。また鈴木[26]は、家族が課題を達成していくためには、①家族の問題解決能力、②家族の対処能力、③家族の適応能力が必要であると指摘している。

筆者は、家族が課題に対して協働して解決する方法として、"解決志向型技法"[27-29]"ブレイクスルー思考"[30]を提案する。

解決志向型技法は、問題の原因を探求するのではなく、解決方法を探索していく方法であり、これまでの暗黙知や個人的知識を活用して解決するための方法を探求していく。つまり、"未来志向""前進志向""長所志向""単純な方法志向""楽観的・肯定的フィードバック""行動志向"に力点を置いて、今できる解決方法を探求して、できるところから解決していくのである。家族に対する解決志向型支援方法では重要な事柄として、①自分たちで問題を解決していくための強さや力量をもっていると信じる、②問題状況に置き換わる構想、すなわち将来像や目標像の構想を展開させる、③今できていることあるいは今までできていたことをもっと行う、④新しい行動を加える、が挙げられる。課題を達成できず問題に縛られている家族に、将来どのようになりたいのか、どうしたいのか、またそのためには今何を変えられるのか、今何ができるのかを問い続けていくものである。

一方、ブレイクスルー思考は、先例にとらわれず、直面する問題の最終的な解決方法を導き出す思考法である。ブレイクスルー思考には、①ユニーク"差"の原則、②目的展開の原則、③未来から学ぶ"あるべき姿"の原則、④システムの原則、⑤目的"適"情報収集の原則、⑥参画巻き込みの原則、⑦継続変革の原則、の7つの原則があり、現在、企業などのさまざまな分野に浸透している。これはつまり、すべての事柄にはユニークな差があり、類

似問題や事例から学ぶことには限界があること、そして目的を問うという根源的議論により本質を捉え「あるべき姿」をデザインして、そこから学びながら現状を変えていく方法である。

　看護者は、課題を抱えた家族がそれを"問題"と捉えずに、家族のもてる力を最大限に発揮してその家族なりの解決策を見つけ出し、"生きている"システムとしてより快適に生き残っていかれるように側面から援助することが必要である。

家族の力を支える看護の方略への提言

　家族の力を支える看護に求められるものは、看護者の姿勢、そして家族の力を捉えるパラダイムの理解、家族の中枢的機能を担う自我の補強、"総体としての家族の力"を育成することである。

　そのために看護者は、家族の中枢機能をつかさどる自我が状況に合わせて求心力と拡散力をコントロールしながら、"家族としてのつながりを形成していく力""課題に対して協働して解決していく力"を発揮できるように支援

することが求められる。これはまた、フロイトが健康なパーソナリティは愛することと働くことであると指摘したこととも符合し、健康な家族は家族内・外とつながりを形成し、協働して課題に取り組んでいくのである。

　そして看護者として、家族とともにパートナーシップを形成して、家族が健康となるように、またその家族らしい健やかな生活を構築していけるように具体的な支援を行っていくことが重要であろう。

<家族看護5(1), p.6-12, 2007より>

引用・参考文献

1) 野口誠一：家族の力, 祥伝社, 2006.
2) 齋藤孝：子どもを伸ばす家族力, マガジンハウス, 2006.
3) ジョン・ロズモンド／大沢章子訳：家族力, 主婦の友社, 2006.
4) 河合隼雄：父親の力　母親の力, 講談社, 2004.
5) 高森信子：あなたの力が家族を変える, ハートピアきつれ川, 2006.
6) 斎藤茂太：「家庭力」を育てよう, 大和書房, 2000.
7) 亀口憲治：家族力の根拠, ナカニシヤ出版, 2004.
8) 野嶋佐由美監, 中野綾美編：家族エンパワーメントをもたらす看護実践, へるす出版, 2005.
9) 中西睦子監, 野嶋佐由美, 鈴木和子編：家族看護学, 建帛社, 2005.
10) 中野綾美：家族エンパワーメントモデルと事例への活用, 家族看護, 2(2), p.84-95, 2004.
11) 吉川悟：家族療法　システムズアプローチの〈ものの見方〉, ミネルヴァ書房, 1993.
12) 亀口憲治：家族システムの心理学, 北大路書房, 1992.
13) 上野千鶴子, ほか：システムとしての家族, 岩波書店,

第1章　家族看護の基本的な考え方

1991.
14) 遊佐安一郎：家族療法入門　システムズ・アプローチの理解と実際, 星和書店, 1984.
15) J.K. パース, L.J. フリードマン編/阪本良男監訳：ボストンの家族療法, メディカ出版, 1991.
16) 家族ケア研究会：家族生活力量モデル, 医学書院, 2002.
17) Friedman, M.M/野嶋佐由美監訳：家族看護学, へるす出版, 1993.
18) フークスS.H.：手段—分析的ダイナミックスと精神分析概念, モートン・キッセン編/佐治守夫, ほか訳：集団精神療法の理論　集団力学と精神分析学の統合, 誠信書房, 1996.
19) 岡堂哲雄：集団力学入門　人間関係の理解のために, 医学書院, 1974.
20) 小此木啓吾：アッカーマンの家族力動論, 加藤正明, 藤縄昭, 小此木啓吾編, 家族精神医学　第一巻, 弘文堂, p.295-319, 1980.
21) Ackermann, N.W./小此木啓吾, 石原潔訳：家族関係の理論と診断　家庭生活の精神力学　上, 岩崎学術出版社, 1977.
22) Ackermann, N.W./小此木啓吾, 石原潔訳：家族関係の病理と治療　家庭生活の精神力学　下, 岩崎学術出版社, 1977.
23) 南　博：日本的自我, 岩波新書, 1983.
24) 前掲14), p.63-106.
25) 前掲14), p.107-164.
26) 鈴木和子, 渡辺裕子：家族看護学　理論と実践　第3版, 日本看護協会出版会, 2006.
27) ピーター・ディヤング, インスー・キム・バーグ/玉真慎子, 住谷祐子, 桐田弘江訳：解決のための面接技法　第2版, 金剛出版, 2004.
28) ブロンウェン・エリオット, ルイス・マローニー, ディー・オニール/楡木満生監訳：家族のカウンセリング, ブレーン出版, 2005.
29) インスー・キム・バーグ/磯貝希久子監訳：家族支援ハンドブック　ソリューション・フォーカスト・アプローチ, 金剛出版, 1997.
30) Gerald, N., 日々野省三/海辺不二雄訳：新・ブレイクスルー思考　ニューコンセプトを創造する7つの原則, ダイヤモンド社, 1997.

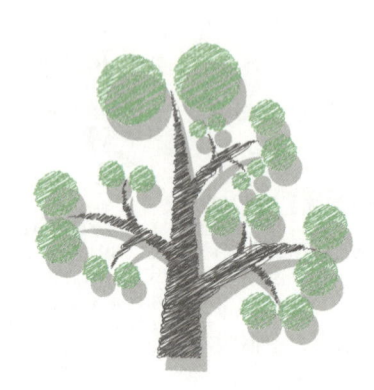

家族の意思決定を支える看護のあり方

野嶋 佐由美 Nojima Sayumi | 高知県立大学副学長/看護学部教授

はじめに

　家族が健康問題を抱えた時、家族は、その健康問題を克服し適応していく過程において、さまざまな意思決定をしていかなければならない。例えば、がんと診断された時、誰に真実を告げ誰に告げないのか、どの治療法を選択するか、入院中誰が家族生活をマネジメントしていくかなどの問題がある。障害を残すような疾患であれば、誰がどの程度日常生活を援助するのか、介護を担当するのか、そのための役割分担をどのようにするのかなど、家族生活に関わる問題について、家族として意思決定することが求められる[1]。

　家族は主体的な存在であり、家族自身の力で意思決定を行い、状況を乗り越えていくことができる集団である。しかし、家族員の病気など大きなストレスにさらされている危機的状況下では、家族の力のみでは意思決定が困難なこともあろう。そのような場合、看護者は、家族が家族としての意思決定を行い、力を獲得していくように支援する「家族の意思決定を支援する役割」を担う。しかし、エキスパートナースでさえも、患者の意思決定と家族の意向に相違がみられる場面、患者の意思決定能力に限界があり家族にその代行を依頼する場面、患者の意思決定能力に問題がみられないにもかかわらず家族がその代行を行おうとする場面などでは、深刻な葛藤に出合い効果的な看護介入ができなかったという報告がなされている[2]。本稿では、家族の意思や家族の権利を尊重しながら、家族の意思決定を支える看護のあり方を検討する。

家族の意思決定とは

1 意思決定とは

　CINAHL（Cummulative Index to

| 第1章　家族看護の基本的な考え方

Nursing & Allied Health、看護学、健康全般に関する論文データベース）でキーワード「Decision-Making」「Patient」の検索を行った結果、1982-1998年は1,402件、1998-2000年は1,075件、2001-2002年は956件であった。1982年以前の文献検索を行っていないが、家族の意思決定（自己決定）に関する研究が数多く行われていることがわかる[4-14]。また同様にCINAHLでキーワード「Decision-Making」「Family」の検索を行った結果、1982-1998年は681件、1998-2000年は624件、2001-2002年は531件であった。

医学中央雑誌による「意思決定・自己決定」「患者」「看護」のキーワード検索においては、1997-1999年では70件（うち原著・総説28件）、2000-2002年では107件（うち原著・総説58件）と徐々に増えてきており、その関心は患者の意思決定のスタイルやパターン、意思決定内容、あるいは意思決定を支える看護の構成要素などに変化しつつある[15-21]。医学中央雑誌による「意思決定・自己決定」「家族」「看護」のキーワード検索においても、1997-1999年では14件（うち原著・総説8件）、2000-2002年では39件（うち原著・総説27件）であった。このように家族の意思決定についても、研究論文や実践論文の数が増加する兆しにある。

「意思」とは、「自己の利用しうる内的・外的情報に基づいて、人々がいかに行動すべきであるかについての選択を行う能力」[3]と定義され、意思決定の主体は個人である。しかしながら集団としての家族は家族として意思決定を行いながら、生活を営んでいるのである。集団力動論においては、集団としての意思、あるいは無意識も存在すると考えられているし、組織論においても組織として意思決定論が論じられているように、家族も家族としての意思を有し、意思決定を行っている。

「自分で決定できる」という感覚は、人間にとって健康的な機能であり、その喪失は不適応や病気をもたらすといわれている[3]。家族もまた「家族としての意思決定」を行っており、家族が家族として意思決定を行えているという感覚は重要であり、この感覚が損なわれることは家族の健康や家族機能にダメージを与える。

2 家族の意思決定のプロセス

　家族の意思決定と自己決定はともに、意思あるいは動機付けに基づいて、何らかの目標、意図を達成するための行動の選択肢を想定し、それらの中から何らかの価値に基づいて行動を決定し、実践し、それを評価するという、ある行動を意識的に選択、決定していく一連の行動プロセスとして捉えることができる。

　一般的に、意思決定は①問題などの状況を分析し、認識する（状況認識）、②自己の健康状態や能力などに関して分析し、認識する（自己認識）、③目的・目標を設定する、④選択肢を探索し、優先順位を検討する、⑤意思決定の方向に向けて実現するように計画を立てる、⑥計画を実現した後に、その結果を評価するというプロセスを歩んでいると考えられている（図1）[22]。

　家族は、問題に直面すると、その問題の本質や家族がおかれている状況を見極め、自分や家族の能力と照らし合わせて目標を設定し、そこに到達するための手立てと成功する確率やメリット・デメリットを吟味する。その際には、どのような情報をどのくらい集められるのか、またそれらをどのように分析し、取り込んでいくのかという情報収集と処理の能力が関わってくる。そして、家族の力を使って意思決定を行い、問題を乗り越えられた時、家族は家族としての自信を獲得し意思の力をさらに高め、成長することができる。

　看護者は、家族の意思決定のプロセスを見守り、家族とともに歩み、それを補強する役割を担っている。家族の意思決定の道のりは、決して容易なものではない。一直線に進むこともあれば、時に道を見失ったり、迷ったりしながら、あるいは、望みや意向が少しずつ変化しながら、進んでいく場合もある。したがって、看護者は意思決定のプロセスを熟知するととともに、感受性を高め、モニタリングし、家族が意思決定のどの段階にあるかを把握することが求められる。

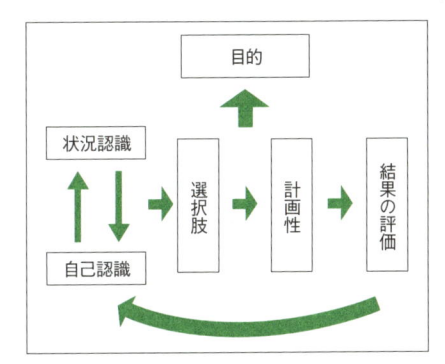

〔図1〕意思決定のプロセス

家族のオートノミーに対する看護師の責務

サラ・フライは、看護師の倫理的責任として、「健康増進」「疾病予防」「健康の回復」「苦痛の緩和」を挙げている[24]。健康問題を抱えている家族員・患者に対しては、看護としての倫理的責任があるという見解が普及してきているように、家族看護では、「家族の健康を増進する」「家族の疾病を予防する」「家族の病気からの速やかな回復を図る」「家族の苦痛を緩和する」などに対して責務があると考えている。「家族に対しては、看護業務以外である」「家族ケアはエクストラ」「われわれはもてる力を患者に対して注ぐべきで、家族に対してではない」との意見も一部からは聞かれるが、多くの看護者が患者・家族は一体であり、一つのシステムであるので、われわれは家族に対しても当然責務を担っていると考えている。

家族には、家族集団としての権利があり、それを看護者もまた尊重することが求められるという考え方に立った場合、看護者として、家族のオートノミー（自立・自主性）を尊重することが求められる。家族は、自らの意思決定を行う権利を有しており、専門職者は家族が意思決定できるように支援する責務を有することとなる。

しかし現状は、「家族が意思決定したのだから、そこには関与できない」「個人の権利が尊重されるべきで、家族といえども干渉すべきではない」という意見がみられ、家族の意思決定に参加し、家族を支援していく看護方略は浸透しているというわけではない。

ここで、事例を挙げて、家族がオートノミーを発揮して意思決定するとはどういうことか、またその際の看護師の責務を考えたい。

事例紹介

70歳の男性が肺がんと診断される。主治医より、進行がんで両肺に広がっているため、手術はできないという内容の説明が、妻と兄になされた。妻は涙ぐみ、「先生にお任せいたします」、兄は「弟はああ見えても気が小さく、がんだと知ったら、気を落としてしまいます。本人には本当のことを言わないでほしい」と語り、両者とも病名告知はしないことを希望した。

化学療法開始後2ヵ月が経過した

頃、患者は症状が改善しないことに苛立ち、看護者に「がんだろう？ これからのこともあるし、家のこともあるので本当のことを知っておきたい。医者はいったんああ言ったのだから、今さらがんだったなんて言えないだろうけど。看護婦さんからはまだ聞いていないから教えてくれないかな？ 看護婦さんから聞いたとは言わないから」と度々真摯に尋ねてくる。その後、ナースステーションでは「病名を家族に告げて、本人に知らせないから、こんなことになる」「家族が告げないことを決定する権利はないのに」と話していた。妻はついに耐えきれずに、「病気ががんである」ことを告げ、患者はこれまで黙っていたことに怒り、夫婦の会話も少なくなっていったようである。兄やほかの親族は妻に「なぜ言ってしまったのだ。弟がかわいそうだ」と立腹している。看護者は、この最後の時に、家族関係がギクシャクしてしまったことを残念に思っている。

看護者は「家族が病名を告げないことを意思決定した」と理解しているが、家族は熟考の上、意思決定をしていたのだろうか？「家族が決定したのだから」と逃避し、家族の健康の増進や苦痛・苦悩の緩和に対する責務を果たしていなかったのではないだろうか？

本当に家族はオートノミーをもって意思決定したのであろうか？ 家族が意思決定をする場合、十分な情報をもち、将来の経緯と治療方法についても情報を得て、特に、病名を告知しないことでどのようなことが起こり得るか、そのメリットとデメリットを、さらに病名を告知することでのメリットとデメリットを熟考した上で、決定することが求められる。そして、途中から病名を告げることになる可能性も想定した上で、意思決定をするように家族に関わることが求められよう。看護者として、家族の意思決定を確認することが重要である。

以上のように考えてみると、先に挙げた事例では必ずしも、家族がオートノミーを発揮して、意思決定を行ったとは言い難いのではないだろうか。家族を尊重するとは、家族の意思決定を尊重し、誠実の原則に基づいて真実を告げる、嘘を言わないことなどが求められる。さらに、家族に対して、真実の原則に基づいて、例えば十分な説明を行い、インフォームド・コンセントを得、家族に対して誠実に関わり、守

第1章　家族看護の基本的な考え方

秘義務や約束を守ることなど基本的なことが確実に行われることが求められる。

家族の合意形成を支えるケアガイドラインの構造

筆者らは、家族の意思決定を支える看護介入を中核とする「家族の合意形成を支えるケアガイドライン」（以下、ガイドライン）を作成したので、ここでその構造を紹介をする（**図2**）[24]。このガイドラインの中心は家族の意思決定を支える技術である。

当然ながら「家族」を患者を含めた家族集団として捉えている。また、「合意」とは、日常的な出来事や療養生活の過ごし方に関して、家族内で意見の相違をみながらも、一つの状況の中で、あるいは一時的なものとして家族が一つの意見にまとまることである。そして「家族の合意形成」とは、病気の家族員を抱えながら家族生活を営む中で、家族としてどのようにしていくのか、一つの方向性を見出し意思決定をしていくことである。このガイドラインは、ロールプレイ、インタビューから得られたデータを分析し、抽出され

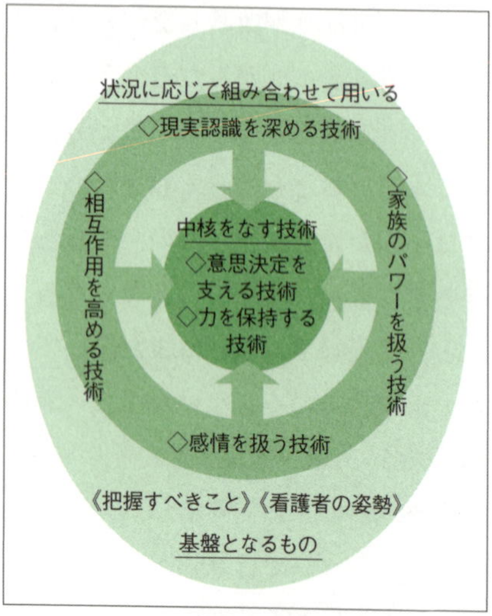

〔図2〕家族の合意形成を支える技術

た技術の整理・抽象化をいくつかの段階、いくつかの軸によって繰り返すことにより、家族の合意形成を支える普遍的な看護技術を抽出し作成した結果である。

このガイドラインは、「家族の合意形成を支える技術の全体図を説明した部分」「家族の合意形成を支える技術の基盤となるものを説明した部分」「家族の合意形成を支える技術の中核をなす技術群を説明した部分（家族の意思決定を支える技術群・家族の力を保持する技術群）」と「状況に応じて組み合わせて用いる技術群（家族の現実認識を深める技術群・家族の相互作

用を高める技術群・家族のパワーを扱う技術群・家族の感情を扱う技術群）を説明した部分」の4部門からなっている。

1 「家族の合意形成を支える技術の基盤となるもの」

「家族の合意形成を支える技術の基盤となるもの」は、「家族の合意形成を支える技術の中核をなす技術群」と「状況に応じて組み合わせて用いる技術群」を支える必要不可欠な要素で、合意形成を支える看護を展開する上での基盤として位置づけられている。

また、「家族の合意形成を支える技術の基盤となるもの」は《看護者の姿勢》と《把握すべきこと》から構成されている。ここでは、特に看護者が家族の合意形成に関わる前に、自らの姿勢を省みたり、家族や現象を理解するためにアセスメントし把握すべきことを確認するよう求めている。看護者は、合意形成の過程でこれらのことができているか常に省みていく必要があるということも強調している。「家族の合意形成を支える技術の基盤となるもの」では、看護者と家族との関係性をモニタリングしていることが重要である。

[1] 《看護者の姿勢》

看護者が、常に家族に対する自らの感情や距離を意識し、家族員を尊重し、中立的な立場を保ち続けることが家族の合意形成を支える基盤として重要である。《看護者の姿勢》には、【家族を尊重し中立的な立場を保つ】と【合意形成に向けて意思決定のステップを確実に進める】の2つの姿勢が必要であることを提示している。

[2] 《把握すべきこと》

家族との話し合いの前にも、合意形成に向けて関わっている時にも、家族の全体像をつかむことが合意形成の基盤として重要である。家族の全体像に基づき、合意形成をどのように支えていくかを考えていくのである。《把握すべきこと》には、【家族の全体像をつかむ】【家族の合意形成に関して必要な事柄を把握する】【話し合いにあたって注意をすること】の3種類がある。

2 「家族の合意形成を支える技術の中核をなす技術群」

「家族の合意形成を支える技術の中核をなす技術群」は、《家族の意思決

定を支える技術群》《家族の力を保持する技術群》からなっている。

[1]《家族の意思決定を支える技術群》

《家族の意思決定を支える技術群》は、家族が合意形成を行う上で中心となるプロセスである。意思決定には5つのステップがあり、そのステップを理解し、家族の状況やもてる力に合わせて、家族が意思決定できるように援助していくことが重要である。

Step 1：状況や課題を明らかにすることを支援する

第1段階では、それぞれの家族が状況や課題をどのように捉えているかを互いに知り、共通に理解できるように援助する。

Step 2：意思決定の方向を見出すことを支援する

取り組まなければならない課題について、家族が認識できたら、家族が進む方向を見出せるように援助する。

Step 3：具体策を検討することを支援する

家族が進む方向を見出せたら、専門的な立場からみた今後の見通しや予測を踏まえた情報や選択肢を提示し、さまざまな角度から家族が検討できるように援助する。

Step 4：決定に向かえるように支援する

家族が具体策を検討できたら、決定に向かえるように支える。家族の心の準備を整え、家族の言動から決定への流れをつくり出し、時期をみて決定に進めるように援助する。

Step 5：決定や合意を強化する

最後の段階では、家族の決定や決定した内容を尊重することが重要である。決めたことについて確認したり、繰り返したりすることで強化していく。

[2]《家族の力を保持する技術群》

家族にとって合意形成を行うことは、家族の力を費やす体験である。したがって、看護者が家族の力を保持し続ける必要性を認識し、家族を支え続けていく《家族の力を保持する技術群》は、家族の合意形成を支えるために中核をなす技術として常に必要な技術である。家族の力を保持するということは、ありのままの家族を受け入れ、家族に添いながら、家族のもてる力を守り大切にしていくことが重要である。

そして、特に新たな取り組みをしようとしているなど、エネルギーが低下している時には、集中してこの技術を駆使する必要があるという点を注意す

べき点として記載した。

3 「状況に応じて組み合わせて用いる技術群」

　家族の合意形成を支援するためには、家族に対する看護者自らの姿勢や家族像を吟味しつつ、家族をエンパワーメントし、意思決定を支援することが常に必要である。さらに、家族の状況に応じて、家族の現実認識を促したり、家族の相互作用やパワー、感情に関わることが必要な時もある。また、合意形成が滞ってしまう場合、その家族の問題を見極め、状況に応じて、《家族の現実認識を深める技術群》《家族の相互作用を高める技術群》《家族のパワーを扱う技術群》《家族の感情を扱う技術群》を組み合わせ用いる。これらは常に用いられるわけではなく、状況に応じてほかの技術と組み合わせて用いる技術として位置づけられている。

[1]《家族の現実認識を深める技術群》

　《家族の現実認識を深める技術群》は、家族の合意形成を支えるために、家族が課題と向き合うことを助け、それについて考えたり、認識のずれや歪みを修正できるように支えていく時に必要となる技術群である。家族の状況に応じて技術を選択し、より効果的に働きかけることが必要である。また、注意点として、家族の状況や扱う現象によって《家族の相互作用を高める技術群》《家族のパワーを扱う技術群》《家族の感情を扱う技術群》も組み合わせて用いると、より効果的であることを明記している。

[2]《家族の相互作用を高める技術群》

　《家族の相互作用を高める技術群》は、家族の合意形成を支えるために、看護者が家族員相互の意見や立場についての理解、課題についての関心度を把握した上で、それぞれの意見を引き出し、相互の関係や理解を深めていく時に必要となる技術群である。家族の話し合いへの参加状況、相互作用の程度によって技術を選択し、より効果的に働きかける必要がある。

[3]《家族のパワーを扱う技術群》

　《家族のパワーを扱う技術群》は、家族の合意形成を支えるために、家族の中にどのようなパワーが存在しているのかを理解し、それらが家族の意思決定にどのように影響しているのかを把握する時、そして、弱い立場の家族員を支えることを大切にしながら、家

族のパワーの不均衡を調整し、家族のパワーや影響力を合意形成に活かすように関わる時に必要となる技術群である。《家族のパワーを扱う技術群》は、特にパワーの弱い家族員が参加できない場面、家族のパワーの不均衡が生じている場面、専門家や家族のパワーが活かされていない場面で活用する必要がある。

[4]《家族の感情を扱う技術群》

《家族の感情を扱う技術群》は、家族の合意形成を支えるために、家族が合意形成を行うプロセスの中で、家族員が感情に向き合えない場面や感情の表出が抑えられない場面、感情的な高ぶりや葛藤が顕著な場面で必要とされる技術群である。《家族の感情を扱う技術群》は、家族員が安心してさまざまな感情に向き合えるように、無理強いすることなく、中立的立場に立って用いていくことが重要である。

家族の意思決定を支援する看護の特徴と課題

家族は、「相互に情緒的に巻き込まれ、地理的に近くで生活をしている二人以上の人々からなる」と定義される[25]。「家族として」の意思決定を考える時、この情緒的な関係性と生活の側面を捉えることが重要であると考える。

また、家族は、これまでの家族生活の歴史の中で、その家族に特有の価値規範を培っている。家族員は、それぞれが家族の価値規範を内在化しながら、異なった体験をし、異なった価値観をもっている。したがって、家族員の健康問題をどのように認知するか、問題解決のためにどのような選択肢をもち、その中から何を選ぶのか、そして、最終的な決定結果に対する受け止め方も含めて、その意思決定のプロセスは一人ひとり異なっている。しかし、「家族として」意思決定をする際には、誰の意見が最終的に採択されるのか、最終決定を下すのは誰かなど、歴史の中で培われてきたスタイルやパターン、価値観が大きく影響するだろう。

以上のように、家族が互いに情緒的な巻き込まれや生活という側面での結びつきをもっていることは、家族の意思決定を考えていく上で重視すべき特徴であると言える。家族の意思決定を促していく時、家族がどのような価値規範の下に決定しようとしているの

か、また家族員の健康問題がどのような経験や感情を家族にもたらしているのかに留意することが重要であろう。

おわりに

近年、家族の意思決定が看護現場においても重要視され、看護者の責務として、家族の意思決定を支援する役割を担うことが急務となっている。

家族は、主体的な存在であり、家族自身の力で意思決定を行い、問題を乗り越えていくことのできる力を有している。しかし、時として家族は、直面した問題の大きさや家族のもつさまざまな価値体系、歴史的文脈などによって自らの有する意思決定の力を十分に発揮できない場合もある。看護者として、家族を取り巻くさまざまな事柄を吟味しつつ、家族の潜在化している力としての意思決定能力を信じ、見極め、支えていくことが必要である。そして、家族の意思や家族の権利を守る重要なパートナーとして常に家族のたどる意思決定のプロセスに添いながら、ともに歩み、家族自身が自らの有する力を発揮できるよう支援していくことが求められる。家族の意思決定の力を支え、エンパワーメントすることで、家族自身の健康や自信の獲得、成長も可能となろう。

＜家族看護1(1), p.28-35, 2003より＞

参考文献

1) 長戸和子：家族の意思決定, 臨床看護, 25(12), p.1788-1793, 1999.
2) 伊達久美子, 斎藤朋子：訪問看護における在宅療養者・家族の自己決定と支援に関する研究―療養者・家族間で意思が異なる場面の分析結果を中心に, 山梨医大紀要, 16, p.52-59, 1999.
3) Deci, E.L./石田梅男訳：自己決定の心理学, 誠信書房, 1985.
4) Davison, B.J., Dwnger, L.F.：Promoting patient decision making in life-and-death situations, Seminars in Oncology Nursing, 14(2), p.129-136, 1998.
5) Felicitas, A. dela Cruz：Clinical decision-making style of home health-care nurses, Image-the Journal of Nursing Scholrship, 26(3), p.222-226, 1994.
6) Lauri, S., Salantera, S.：Decision-making models of Finnish nurses and public health nurses, Journal of Advanced Nursing, 21(3), p.520-527, 1995.
7) Loftin, L.P., Beumer, C.：Collaborative end-of-life decision making in end stage renal disease, ANNA Journal, 25(6), p.615-617, 1998.
8) Offredy, M.：The application of decision making concepts by nurse practitioners in general practice, Journal of Advanced Nursing, 28(5), p.988-1000, 1998.
9) Pasacreta, J.V.：An empowerment information improved participation in treatment decision making in men with recently diagnosed prostate cancer, Evidence-Based-Nursing, 1(2), p.988-1000, 1998.
10) Seady, L.L.：Breast restration decision making ; enhancing the process, Cancer Nursing, 21(3), p.196-204, 1998.
11) Sheila, A.C., et al.：Family Caregivers of Persons with Dementia ; Helping the Caregivers Make Decision, 大阪府立大学紀要, 6(1), p.81-92, 2000.
12) Sims, S.L., et al.：Decision Making in Home Health

Care, Western Journal of Nursing Research, 14(2), p.186-200, 1992.
13) Vande, Vusse, L.：Decision making in analyses of women's birth stories...including commentary by Green JM, Birth, Issues in Perinatal Care and Education, 26(1), p.43-52, 1999.
14) Wanckerbarth, S.：Modeling a dynamic decision process, supporting the decisions of caregivers of family members with dementia, 9(3), p.294-314, 1999.
15) 有森直子：患者の自己決定を支える 看護婦─患者関係, 看護実践の科学, 9(3), p.71-74, 1995.
16) 宗像恒次：自己決定保健医療の時代へ, 月刊ナーシング, 13(13), p.69-73, 1993.
17) 青木典子, 中野綾美, 藤田佐和, ほか：意思決定を支える看護の技に関する調査 選択肢の提示, 高知女子大学看護学会誌, 23(1), p.29-36, 1998.
18) 中野綾美, 畦地博子, 宮田留理, ほか：意思決定をすることが困難な患者に対する看護方略の抽出, 高知女子大学紀要 看護学部編, 第51号, p.27-37, 2002.
19) 野嶋佐由美, 阿部淳子, 中野綾美, ほか：患者の意志決定を支える看護の方略, 高知女子大学看護学会誌, 25(1), p.33-42, 2000.
20) 野嶋佐由美, 梶本市子, 日野洋子, ほか：血液透析患者の自己決定の構造, 日本看護科学会誌, 17(1), p.22-31, 1997.
21) 野嶋佐由美, 中野綾美, 藤田佐和, ほか：患者の自己決定を支える看護実践モデルの構築, 平成7・8年度科学研究補助金（基盤研究B）研究成果報告書, 1996.
22) 野嶋佐由美, 中野綾美：家族看護エンパワーメントをもたらす看護実践, へるす出版, 2005.
23) SARA T. FRY／片田範子, 山本あい子訳：看護実践の倫理 倫理的意思決定のためのガイド, 日本看護協会出版会, 1999.
24) 長戸和子, 野嶋佐由美, 中野綾美, ほか：退院・在宅ケアに関する家族 看護者の合意形成に向けての介入方法の開発, 平成11・12・13年度科学研究成果報告書, 2003.
25) Friedman, M.M.／野嶋佐由美監訳：家族看護学─理論とアセスメント, へるす出版, 1993.

「関わりが難しい家族」へのケアを拓くナースの姿勢

渡辺 裕子 Watanabe Hiroko　家族ケア研究所所長

はじめに

　「本当に、ここ数年の家族の変化は凄まじいものがありますよ……」そんなため息ともつかない声を、昨今、現場のナースから多く耳にするようになった。以前から、病者を支える家族の力が弱体化していることは多く指摘されていたが、昨今の家族を取り巻く厳しい社会情勢は、家族の負担を加速度的に増しているのではないだろうか。

　一方、私たちナースが働く医療の場も大きく様変わりしている。病院では、経営の効率化を厳しく求められ、急性期病院では生き残りをかけた平均在院日数の短縮化に取り組まざるを得ない現状がある。高度化した医療サービスを、限られた人員で、短期間に安全に提供するという使命を与えられた医療現場では、提供する側の医療スタッフにも大きなストレスが降りかかっている。つまり、家族側も、医療スタッフも、両者が高いストレスを抱えて向き合うのが、今の医療の場だと言えるだろう。

　このような中で、ナースが「関わりが難しい家族」と認識する事例に出合うことは避けられず、今後、ますますそうした「困った家族」は増えていくのではないだろうか。そして、家族が直面している問題の多くは、根深く複雑で、現状のシステムでは必ずしも解決可能であるとは限らない。そう考えてみると、これからも増え続けるであろう「関わりが難しい家族」に、ナースが関わり続けていくためには、家族に変化をもたらすことを模索し続けると同時に、ナースが自分自身を変化させていくことが必要となるのではないだろうか。

　こうした観点から、本稿では、ナースがどのように自分自身をコントロールすれば、「関わりが難しい家族」へ

の対応がより容易になるのか、その方策について考えてみたい。

「ナース好みの家族」を求めない

いったいナースは、どのような家族を「対応困難」だと感じるのだろうか。**表1**は、野嶋ら[1]が類型化を試みた、ナースが認識する対応困難な家族である。

逆に言えば、このような特徴を兼ね備えていない家族を、ナースは「問題のない家族」だと認識しているとも言えるのではないだろうか。つまりナースは、「権力などのパワーをチラつかせず、知的レベルは中程度。監視したり治療やケアに口を出すということはなく、信用してナースとの関係を適度に保ち、患者の家族としての役割をうまく果たしてくれる家族」、さらには「患者とも適度な距離を保ち、訴えもほどほどで、大切な場面では自己決定を下し、問題を引き起こすことは決してなく、主張はハッキリしており、どうしたらよいのかアプローチに迷うことなく接することのできる家族」を、「問題のない家族」「理想とする家族」

〔表1〕対応困難な家族

①パワーが強い家族
②知的レベルが高い家族
③監視している家族
④ケアや治療に介入する家族
⑤病者の病状悪化の原因となっている家族
⑥家族としての役割を果たさない家族
⑦病者との間に適切な距離が保てない家族
⑧操作する家族
⑨関係を拒否する家族
⑩看護者を疑う家族
⑪問題を引き起こす家族
⑫訴えが多い家族
⑬自己決定ができない家族
⑭自己中心的な家族
⑮捉えどころがない家族
⑯効果的なアプローチが見出せない家族

<出典>野嶋佐由美監,中野綾美編:家族エンパワーメントをもたらす看護実践, p.53, 2005. より筆者作表.

と認識しているとも読みとれる。

しかし、このようなある意味、「ナース好みの家族」は、実際には極めてまれであろう。また、ナースからみれば、「問題のない家族」のようにみえても、「ナース好みの家族」を無理に振る舞い、内部にストレスを抱えている家族も存在するのではないだろうか。このような一見、理想的にみえる家族こそが、内部に根深い問題を抱えており、後々になってそれが露呈するという可能性も否めない。

「あの家族は対応が難しい……」という感じ方の根底には、自分たちが期待する家族とは異なっているというニュアンスも隠されているように思

う。しかし、自分たちが期待する家族の理想像をどこかで追い求めようとすること自体が、ストレスを生み出し、相手をも無意識に追いつめてしまう危険性があるのではないだろうか。自分たちナースが望む家族像は、ある意味幻想に近く、自分たちが家族に求めている枠組みをいったん外してみることが、「関わりが難しい家族」へのケアを拓くように感じている。

ナースと家族との関係性からみた関わり方のポイント

　「関わりが難しい家族」だとナースが感じている場合、ナースとその家族との関係性はどのようになっているのだろうか。もちろん個別の事例によって関係性もさまざまであろう。しかし、「関わりが難しい家族」に対して、ナースが距離をおき関係が遠のいていくか、あるいは、その「関わりが難しい家族」のニーズを何とかして満たそうとして距離が近くなり過ぎて巻き込まれ、自らの足場が危うくなるか、その両方の可能性が考えられる。ここでは、その両者について、ナースが自らを立て直し、関わり続けるにはどうしたらよいのかを考えてみたい。

1 家族と距離をおいてしまう場合：家族の言動に対する思い込みを自ら修正する

　昨今、ナースからよく相談されるのは、医療者の言動を細かくメモする家族への対応である。家族から非難や攻撃が向けられることはないものの、家族の言動から医療不信を感じとり、逐一メモをされると、声をかけることも躊躇してしまい、自然に足も遠のくのだという。自分の言動が、細かに記録に残されることによって、迂闊なことは言えないという心理が働き、敬遠しがちになってしまうナースの気持ちには十分に共感できるものがある。しかし、このような関係性が続けば、家族とのコミュニケーションギャップはさらに深刻になるばかりであろう。このような家族との関係は決してよくないとわかってはいるものの、もう一歩を踏み出せないナースの背中を押す鍵はどこにあるのだろうか。

　ナースは、「医療不信があるに違いない」「何か問題があれば、その記録を基に医療訴訟も起こしかねない」と危惧しているが、本当にそれは家族の

認識と一致しているのだろうか。単に、自分の大切な人の療養生活を克明に記録しておきたいと願っているだけかもしれず、ナースがそれによって声をかけにくい印象を抱いていることさえ気がついていない「空気の読めない」家族も存在するのではないだろうか。そして、私たちナース自身も、家族の言動を、看護記録として残しているのであり、お互いさまと言えば言えなくもない。そして、漠然とナースは、「迂闊なことは言えない」と危惧しているが、記録に残されて問題になるようなことは、記録に残っていなくても、問題となる言動であろう。上述したのは、ナースが「関わりが難しい家族」と感じるその一例であるが、広くナースの「関わりが難しい家族」という認識の根底には、少なからずその家族の言動を否定的に受け止めてしまうナースの思い込みが存在するのではないだろうか。

Ellisは、出来事に対して抱くさまざまな感情は、その出来事の性質そのものに影響されるのではなく、その出来事に対する認知が影響しているという考え方を基に、論理情動療法を確立した[2]。つまり、出来事に対して抱く感情は、自分の支配下にあり、コントロール可能な自分の考え方が、不安、怒り、抑うつといった精神的ストレスを引き起こすことを明らかにしている。この論を借りれば、ナースの言動を逐一記録するという家族の行動をどのように受け止めるかによって、家族に関わることに負担感を感じるか否かが決まると言えよう。

「あれっ？ 困ったな」「あれっ？ 何だか変だな？」と感じた時には、なぜそのように感じるのか、今一度立ち止まって、自分の中に思い込みがないかどうかを点検することが必要だと感じている。

2 家族に近づき過ぎて巻き込まれてしまう場合：ケアに対する自らの思い込みを修正する

先日、ある訪問看護師からこんな相談があった。長年難病を患う全介助の妻の介護を献身的に続けてきた夫は、自分なりの介護の方法を確立しており、自分が理想とする介護の手技を訪問看護師にも厳しく求めるとのこと。夫は、過剰とも言える細かな要求を突きつけ、満足できないと、時に怒鳴ったり睨みつけ、契約の時間が過ぎても

ケアのやり直しを求めるのだという。訪問看護師は、夫の介護へのこだわりが理解できないでもなく、プロとしてやはり夫の要求には応えなければならないと感じ、言われるがままに要求に従おうと努力してきたものの、夫の訴えはエスカレートするばかりで訪問が負担だとうつむいていた。

特に自宅に出向く訪問看護の場合、患者・家族とたった一人で向き合わなければならず、圧倒されるような相手の勢いを前にした時、冷静に対応することは困難になりがちであろう。そして、身動き一つできない難病の妻にとって、訪問看護師のケアの善し悪しがまさに命をかけた一大事であり、介護を生き甲斐としている夫を思えば、イメージどおりにケアが行われることが何より夫の安心につながることも理解できる。訪問看護師は、このような患者・家族の心情を理解すればこそ、こうした要求に応えるのが自分の使命であると考え、努力を重ねてきたが、相手は満足することなく、かえってますます要求が高くなるのだという。この夫に訪問看護師は、情緒的に巻き込まれ、支配されるという関係に至っていった。

それではどうしてこのような関係性に陥ってしまったのだろうか。訪問看護師は、患者・家族がおかれた状況、心情を深く理解しようと努め、その要求に応えるのが自らの役割だと認識していた。その根底には、「ナースは、患者・家族を受容しなければならない」「相手のケアに対する要求を満たさなければならない」「相手の満足こそが重要である」といった信念が垣間見える。しかし、患者・家族とナースは、サービスの受け手と提供者という関係性以前に、一人の人間として互いに向き合っているのである。相手のあらゆる要求を満たさなければならないと感じた瞬間に、そこには、王様に召し使いが仕えるごとく関係性の歪みが生じることになる。訪問看護サービスに限らず医療サービスは、お互いの契約の下に成り立つ関係性である。当然、提供できるサービスには限界があり、その限界の中でも最良のケアを提供できるように努力するのが専門職としてのナースの務めである。訪問時間の枠を超えてもケアのやり直しを求めるのは契約違反であり、怒鳴る、睨みつけるといった行為を繰り返すことは、人と人との付き合いにおいてルール違反

ではないだろうか。

　この夫の行為に、キッパリとした態度で「ノー」を表明することを躊躇させるナースの、「看護師とはかく振る舞うべき」という信念こそが、見直されなければならないのであろう。

援助を支える適切な距離感

　家族と距離をおき過ぎてしまえば、家族のニーズを満たすことはできず、ナースが認識する「困った家族」の言動にも変化が生じないであろうし、また、近づき過ぎてしまえば、巻き込まれてさらにナースの負担感が強化されることが考えられる。「関わりが難しい家族」にも適切なケアを提供し続けるためには、対象と適度な距離を保つことが不可欠ではないだろうか。

　しかし、「適度な距離感」とはいかなるものであるか。それは漠然としていて、特に援助に困難を感じ、渦中にあるナースには、理解が極めて難しい。水澤は、援助の対象となる相手との距離がとりにくくなる状況には「共依存」の問題があると指摘して、共依存的援助の特徴を述べている[3]（表2）。自分自身の中にこのような気持ちが存在し

〔表2〕共依存的援助

- あなたに代わって責任をとる
- 私があなたを何とかする
- 私があなたを救い出す
- 私があなたをコントロールする
- 私はあなたの痛みを自分のことのように感じる
- 私は、解決すること、回答を出すことをいつも気にかけている
- 私の思うとおりにあなたを回復させたい
- 私の期待どおりに回復してほしい

＜出典＞水澤都加佐：仕事で燃えつきないために　対人援助職のメンタルヘルスケア，大月書店，p.85，2007．より筆者作成。

ないかどうかを常に吟味することは、適度な距離感を保つためには有効ではないだろうか。

　そしてさらに水澤は、このような共依存的援助をもたらす根底には、境界のあいまいさがあると指摘している[4]。境界とは「何が自分であり、何が自分でないのか、その範囲を明確にするもの」[5]であり、ナースに限らず対人援助職が燃え尽きることなく、自分自身を大切にしつつ仕事を続けるには、この境界をしっかりと守ることが不可欠である。しかし一方で、相手との間に境界を引くことで、相手を傷つけてしまうのではないかという危惧が働いたり、それでは事務的な対応になってしまうのではないかという誤解もあり、「境界を引く」「境界を守る」ということに対して、いまひとつ積極的に取り

組めないナースも多いように感じている。

　先日、ナースをはじめ、医師やケースワーカー、心理療法士らが一堂に会するワークショップを、他の講師と担当する機会をもった。「関わりが難しい家族」へのアプローチをテーマに事例検討が行われ、意見交換を行ったが、提出された事例に登場する家族の問題はどれも深刻で、参加者それぞれが家族の苦悩に思いを馳せていた。そんな中、進行役の講師が突然、「まっ、人の気持ちなんてわかるハズはないし、どうせ他人事ですから……」とつぶやいた。この逆説的なセリフに、一瞬、その場がシーンと静まり返り、しばらくしてため息とも苦笑いともつかない反応を返す参加者もあり、また、何を言われているのかよくわからないといった反応を示した参加者も見受けられた。その場は、それ以上そのことについて触れることもなくワークショップは続けられたが、終了後に、先のつぶやきの意図を尋ねてみたところ、「みんなのめり込むタイプの人たちだからなぁ……」と講師はつぶやいていた。それは、真剣になればなるほど、無意識のうちにも境界があいまいになってしまいやすい傾向に気づいてもらいたいという投げかけだった。

　「人の気持ちなんてわかるハズがない。どうせ他人事」というセリフは、熱心なナースの口からは決して発せられないのではないだろうか。しかし、「わからないからこそ、もっとわかりたい」「自分の問題ではないからこそ、他者としてあなたに最大の配慮ができる」のであり、他者との間に明確な境界を引くことは、相手も自分も守り、適度な距離を保つ上では、極めて重要なポイントであろう。

スタッフを育てるチームづくり

　自らの思い込みによって家族の言動を否定的に捉え、距離をおいてしまったり、いつしか境界が不鮮明になって共依存的関係に陥ってしまうなど、「関わりが難しい家族」への援助をめぐるナース側の問題について考えてきた。

　これらのナース側の問題は、当事者自身では意識しにくいため、他者によって気づきを得られる機会が必要である。本来ならば、こうしたナース側

が抱える問題について、身近な場でスーパーヴァイズを受けられる環境が求められるが、多くの現場で極めて困難であろう。だとするならば、今あるチームの中で当事者であるナースをサポートする環境づくりが重要ではないだろうか。カンファレンスでは、家族側の問題について語られることは多いが、担当ナースの家族に対する認識や、自分自身の感情については扱われないことも多いように感じている。直面している問題は、家族とナースとの関係性の中で生じているという共通理解の下、ナースが自らの考えや感情を語り、他の見方や視点を与えられて家族援助の専門職として成長していけるようなチームづくりが、今こそ求められていると感じている。

おわりに

「関わりが難しい家族」へのケアについて、本稿では、ナース側に視点を当てて考えてみた。家族も医療スタッフも余裕を失いつつある現状の中で、ますます「関わりが難しい家族」は増え続けていくであろう。そうした現状の中で、自分自身を大切にしつつ、「逃げない」「巻き込まれない」ナースであり続けるためには、ブレない自分自身の軸をもつことが大切ではないだろうか。「関わりが難しい家族」への援助は、ナースにとってはとてもストレスの高い仕事ではあるが、さまざまな失敗を糧に、チームに支えられて成長していける貴重な機会をも提供してくれる。本稿で述べたような視点が、何かしらの役に立てば望外の幸いである。

<家族看護7(2), p.6-11, 2009より>

引用文献

1) 野嶋佐由美監, 中野綾美編：家族エンパワーメントをもたらす看護実践, へるす出版, p.53, 2005.
2) Ellis A.：Humanistic Psychotherapy；The Rational-emotive approach, McGraw-Hill, 1974.
3) 水澤都加佐：仕事で燃えつきないために 対人援助職のメンタルヘルスケア, 大月書店, p.85, 2007.
4) 水澤都加佐＋Be！編集部：「もえつき」の処方箋 本当は助けてほしいあなたへ, アスク・ヒューマン・ケア, 2001.
5) ヘンリークラウド, ジョン・タウンゼント/中村佐知, 中村昇訳：境界線（バウンダリーズ） 聖書が語る人間関係の大原則, 地引網出版, p.42, 2004.

状況や疾患に応じた
家族看護の考え方

第2章

家族形成期における家族のつながりを支援する

神﨑 光子 Kanzaki Mitsuko　京都橘大学看護学部准教授

はじめに

　わが国において子育て期の家族が援助の対象として注目され始めたのは、高度経済成長期に入ってからであろう。1972年、コインロッカーに嬰児の遺体が遺棄される事件が起こり、「母性喪失」の時代とも言われた。その後、育児ノイローゼや育児不安など、育児期の親の不適応がクローズアップされてきた。近年では乳幼児虐待件数は増加の一途をたどり[1]、子どもを死に至らしめるケースもまれではなくなっている。また子どもの情緒障害、いじめや不登校、自傷行為、引きこもり、摂食障害などの心身の健康問題は、いまや社会問題化しており、親の役割への不適応や機能不全家族の状態がその背景にあると指摘されてきている。
　本稿では、家族の原型が形づくられる家族発達段階の形成期（新婚期から出産育児期）に焦点を当て、現代家族の現状と問題点を明らかにした上で、家族の機能とつながりを強化する看護のあり方について考察する。

家族の機能とつながり

　佐々木は「家族の機能とは、社会にあるさまざまな活動の中で家族に果してほしいとする期待、貢献を意味する」とし、現代家族の機能を「生活関係的機能」「人格関係的機能」「親族関係的機能」の3つの枠組みで説明している[2]。家事の外注化や外食産業の発達などによって全体としての家族機能が縮小化し、夫婦、親子の結合も制度的な枠組みや強制が作用しなくなっている今日においては、愛情、信頼という精神的絆に依存する度合いが増しているため、家族の情緒的、精神的安定のための「人格関係的機能」の重要性はさらに高まっていると言えよう[3]。平成19年度の『国民生活白書』では、

個人にとって家族の存在は、精神的安らぎや充足感をもたらすことを期待するものとして何よりも大切だと思う人は増えているが、実際に家族成員が互いに接触する時間は短く、育児負担は母親に偏っていることを報告している[4]。また家族のつながりを深め、家族に求められる役割を果たすという解決策の方向性として、第1に家族と過ごす時間や機会を増やす取り組みを行うこと、第2に地域や社会の支援によって家族に期待されている機能を高めること、第3に家族としての絆や一体感を高める取り組みを積極的に行うことを挙げている[5]。

家族のつながり（関係・絆）は日々の生活を送る中でともに感じ、相手が必要とする援助を具体的に行い、相手の心身の発達を促す情緒的なエネルギーを補充する関わり（相互作用）の中で育まれるものである。そしてそれぞれのつながりの質は、他の家族成員個々やそのつながりに影響を与える。このように家族成員相互のつながりはそれぞれ密接に関連しており、決して切り離して考えることはできない。

現代家族の子育ての現状とその背景

家族のあり方は、時代とともに社会の変動にともなって変化するものである。したがって、家族の定義は、普遍的なものではない。核家族化が進み、科学技術の進歩によって生活の利便性が高まった現代では、人々の価値観や生き方、生活のあり方は多様化し、「家族」の定義は個々によって異なるほど多様化している[6]。

第二次世界大戦前まで、少なからず子どもは家族の中で経済的な役割を期待される存在でもあった。しかし戦後の経済復興とともに生活水準は向上し、現代において子どもは、もはや経済的な役割を期待する存在ではない。また、高度経済成長とともに生活様式は欧米化し、自由主義の浸透、家制度の崩壊とともに結婚のあり方は、恋愛に基づくものが主流となってきた。しだいに夫婦（親）にとって子どもの存在は、家族の「愛情の象徴」と捉えられるようになってきた。さらに生殖医療の進歩は子どもを「授かるもの」から、親の意思により「つくることのできるもの」「選択することのできるも

の」へと変化をもたらした。これらの変化は、人々に家族や子どもはより自由でプライベートなものであるという認識をもたらすことになったと言えるだろう。現代では隣近所との付き合いはほとんどなく、隣にどのような家族が住んでいるのかわからないという生活環境もまれではない。結果的に現代家族は私的で閉塞的な、孤立しやすい状況になっている。

　一方、教育の普及と高学歴化にともなって女性の社会進出は進んできたものの、結婚や子どもが生まれることを機に専業主婦となり、子育てが一段落した時期にパートタイムとして職場復帰を果たす女性のM字型就労状況は、依然その形態を保っている[7]。このことは「子どもは慈しみ育てるもの」「家事、育児は女性が担うのが適している」という夫婦間の暗黙の了解や、男性優位の社会的就労環境の慣習が残っていることを示している。しかし、バブル経済崩壊後の経済状況の悪化からフルタイム就労の夫と専業主婦からなる世帯は減少し続け、主婦のパートタイムという形態での労働市場の参入にともなって、共働き世帯は増加の一途をたどり、1996年以降は逆転する形となっ

ている[8]。にもかかわらず男性の家事・育児参加は依然として少なく[9]、妻は仕事をしながら家事・育児を担う過重負担の状況が続いている。このような状況が、母親の心身の疲労として蓄積し、生活や課題への対処能力の許容範囲を超えることは想像に難くない。やがてその状況は夫婦関係の満足度に影響し、夫婦関係の「質」を変化させることにつながり、最悪の場合は、夫婦関係の破綻（離婚）に至ってしまうこととなる。男性の家事・育児参加を促すとともに、女性が仕事と家事・育児を両立しやすい環境の整備はいまや社会的な課題となっているが、その課題を真に解決するためには、男女ともに生活のあり方に影響を与えているジェンダーの自縛から自らを解き放ち、ともに親役割を果たすことができる方向へと個々の意識改革が必要であろう。

家族形成期と親子の発達

1 親への移行

　家族形成期とは、1組の男女が結婚して独立し、子どもの誕生によってその基礎的な構造を形づくっていく時期

である。その過程において家族成員はそれぞれ大きな発達的変化を体験する。それまで個としてのアイデンティティで社会や源家族との関わりの中で生活してきた男女は、結婚によって夫や妻という社会的役割を果たすことが期待されるようになる。さらに子どもの誕生によって親としての役割を担い、子どもの成長発達および社会的適応を促すという役割を果たすことが求められるようになる。結婚、妊娠、出産によって家族の構造は変化し、それとともに役割や相互の関係が生まれてくる。その過程で、源家族における子ども、つまり「育てられる立場」から、新たに形成した家族における親、つまり「育てる立場」へと180度の立場の転換を迫られることとなる。しかし、現実にこの立場の転換の意味を理解し、具体的にイメージできる新婚夫婦はどれだけいるだろうか。現代では、女性の半数以上は乳幼児と接した経験がないまま親となっており[10]、乳幼児についての知識が乏しいために、親となった際に育児状況や子どもの反応についての予測が困難であることが、育児期早期の抑うつ状態の増加に影響していると報告されている[11,12]。

妊娠と同時に生物学的な親にはなるが、親役割はそれと同時に果たせるようになるわけではない。母親の親としての意識は、妊娠の経過にともなう胎児の受容に始まり、子宮内で約40週もの間、胎児を育むことにより、わが子への愛着を形成し、分娩体験を経て、育児のプロセスで学習しながら親としての役割を果たす能力を獲得するといわれている[13]。一方、父親は、体内で子どもを育む生物学的機能をもたないために、母親よりもその獲得は遅れるとされている。しかし、男女を問わず親としての意識の基礎となる養護的な人格的特性は、源家族での被養育体験によって影響を受け、親となるまでの間にどのように発達段階をクリアして自己同一性を獲得し、人間関係調整能力を身につけてきたかによる[14,15]。

2 乳児の発達

約40週間、子宮の中で育まれた胎児は、いわゆる五感（味覚、嗅覚、視覚、触覚、聴覚）を備え、外界の刺激を十分に取り入れる機能をもってこの世に誕生する[16]。しかし、移動や哺乳など身体的にはまったく依存的な存在であり、人間社会の中で誰かの養育

なしには、成長発達していくことはできない。親による養育（清潔、栄養、環境調節、感覚的刺激）を受けることによって、常に外界との関わり（相互作用）を体験しながら分離個体化のプロセスをたどり、3歳頃に心理的に個という感覚が芽生えると考えられている[17]。

日々の体験は、一つひとつのエピソードとして蓄積され、まとまった認識として記憶され、親との関係が形成されていく[18]。したがって、日々刻々の相互作用がいかなるものであるかによって、乳児の親への愛着の様相は異なる[19]。乳児は親による養育を受けながら主体的に外界の刺激を取り入れ、身体機能の発達とともに親との間に最初の人間社会とのつながり（関係）を形成しており、やがてそのつながりは他者への信頼の基礎となり、その後の発達へと影響していく[20]。

3 親役割の獲得

養育者である親にとって、その役割を果たす能力を獲得する過程は、これまでの夫婦のみの生活にさまざまな修正を余儀なくされるものである。わが子の排泄や空腹、清潔などの生理的欲求や情緒的欲求を満たすために、生活時間は子ども中心のサイクルとなる。当然、細切れの睡眠となり、疲労が蓄積していく。洗濯や掃除などの家事は倍増する。外出もままならず、夫婦のコミュニケーションも、時間、質ともに変わることとなる。まだ言葉を発しない代わりに泣くことによって欲求を伝えるわが子との関わりを重ねる中で、しだいにその感受性を高め、泣きの意味を識別し、適切でタイムリーな応答をする能力を獲得していくことが求められる。育児は日常の連続的な関わりの積み重ねであり、些細なことにも親は判断を迫られ、常に戸惑いと不安の連続である。一つひとつの関わりの場面には、親の心身の健康状態や子どもの気質、夫婦関係の葛藤などさまざまな要因が影響し、親と子それぞれの体験的な記憶として蓄積され、互いの関係の質にフィードバックされる[21]。その関わりが互いにとって満足のいく温かい情緒的交流をともなうものであれば、親と子の間に愛着と絆が生まれ、相互のつながりが形成されてくるが、欲求を満たされず、苦痛をともない、情緒的に冷ややかな関わりであれば、親子のつながりは脆弱なも

のとなることが示唆されている[22-24]。

母子だけでなく父子においても、また夫婦においても、その関わりが、互いに満足のいく情緒的に温かい関わりの連続であることが望ましい。乳児のニーズを満たし、心身の発達を支えるという親としての役割を果たすには、授乳や清潔などの育児の技術はもちろん、わが子へ絶え間ない関心を寄せる能力や子どもの感受性への共感、情動調律する能力が必要である[25]。その力を発揮するためには、親自身がまず心身ともに健全な状態であり、良好な夫婦のつながりが築かれていることが必要である。

家族のつながりを支援すること

家族形成期のうち、妊娠から分娩期、産褥および新生児期に最も身近にいる看護専門職は主として助産師、看護師だが、われわれ助産師や看護師は、分娩時の安全や安楽、産後の身体的適応を第一の優先課題とする傾向がある。また、産褥期の親役割への援助としては、主に母親の育児技術の獲得や母乳栄養の確立に焦点が当てられてきた。

最近になって、両親学級や夫婦での妊婦健診受診も増えてはきたものの、依然として父親はあくまでも「第一の親」である母親を支援する「第二の親」として扱われている。父親が親としての意識をもちにくく、家事・育児参加が少ない背景には、われわれ看護職が父親を母親と同様に子育ての責任と能力のある親と見なさず、父親の親としての意識に働きかける援助や教育的な援助に消極的であったことが、少なからず影響しているのではないかと考える。出産後は自宅へ戻り地域での生活となるが、その後、地域で関わる保健師への橋渡しや連携は十分にとれているとは言い難い。乳幼児健診などで虐待や子どもの発達上の問題に直面する頻度は増しているが、その対応に苦慮しているのが実情である。

少子化、核家族化、地域との関わりが希薄化した社会に育った世代は、他者との関わりの経験が総体的に少なく、親役割を担っていく力は、全般に脆弱化していると考えられる。したがって家族のつながりを育む支援は、早い時期から、また周産期だけではなく少なくとも乳児期まで継続的な援助が必要な状況になっていると考える。

このような現状から、看護援助のあり方も、今、大きな変革を迫られている。まず看護職自身、親の位置づけに順位をつけるのではなく、母子を接点としながらも家族全体を一つのシステムとして家族の機能を捉え、家族のセルフケア機能を高める視点をもつことが必要である[26]。また家族形成期は、親も子もそれぞれの生涯発達のプロセスがあり、親は同時に親役割を果たす能力を獲得していかなければならないという課題を抱えて非常に危機的な状況にある。したがって家族のつながりの形成および再構築が、家族にとって最も大きく持続的な課題であることを十分に認識し、家族成員間のつながりを健全に育むという方向で、個々の家族の機能とニードに見合った継続的な援助のあり方を考えていくべきであろう。

　米国では、Jordanによって親役割への移行を支える実践的な支援としてBPP（Becoming Parents Program）が開発され、すでに実践段階に入っている[27]。その内容は、①夫婦関係の調整能力の育成、②セルフケア能力の育成、③子どもの発達と発育を支えることの理解とそのイメージ化から成

り、妊娠初期から継続した講習と演習が行われる構成となっている。わが国においても、独自の文化に見合った家族のつながりを支える妊娠期からの実践的な教育プログラムの開発が期待されるところである。

＜家族看護6(1), p.8-12, 2008より＞

引用・参考文献

1) 厚生労働省：平成19年度　厚生労働白書, p.198-201, 2007.
2) 杉下知子編著：家族看護学入門, メヂカルフレンド社, p.16-21, 2000.
3) 日本家族心理学会編：家族心理学年報8　現代家族のゆらぎを越えて, 金子書房, p.3-22, 1990.
4) 内閣府：平成19年度　国民生活白書, p.36-47, 2007.
5) 前掲4), p.50-59.
6) 平木典子, 中釜洋子：家族の心理　家族への理解を深めるために（ライブラリ実践のための心理学）, サイエンス社, p.1-34, 2006.
7) 総務省統計局：労働力調査年報, 女性の年齢階級別労働力率の推移.
　http://www.mhlw.go.jp/shingi/0112/s1214-4b4.html〈2012.3.22.〉
8) 総務省：平成15年　労働力調査特別調査.
　http://www.stat.go.jp/data/routoku/index.htm〈2008.1.26.〉
9) 総務省：平成13年　社会生活基本調査.
　http://www.stat.go.jp/data/shakai/2001/index.htm〈2008.1.26.〉
10) 原田正文：「まったく子どもを知らない」まま親になる, 保健師ジャーナル, 60(2), p.178-181, 2004.
11) 佐藤文, 板垣由紀子, 盛岡由紀子：産後のうつ状態と母子相互作用いついての縦断的研究（その1）　マタニティーブルーズと産後のうつ状態の頻度と背景要因の検討, 母性衛生, 44(2), p.51-56, 2003.
12) 佐藤文, 板垣由紀子, 盛岡由紀子：産後のうつ状態と母子相互作用についての縦断的研究（その2）　産後のうつ状態が母子相互作用に及ぼす影響について, 母性衛生, 44(2), p.221-230, 2003.

13) ルヴァ・ルービン/新道幸恵, 後藤桂子訳：ルヴァ・ルービン母性論, 医学書院, p.117-164, 1997.
14) 小嶋秀夫：幼児・児童における養護性発達に関する心理・生態学的研究, 昭和62年度科学研究費補助金研究成果報告書, 1987.
15) E.H. エリクソン/仁科弥生訳：幼児期と社会1, みすず書房, p.317-347, 1977.
16) 高橋道子, 藤崎眞知代, 仲真紀子, ほか：子どもの発達心理学, 新曜社, p.34-67, 1993.
17) M.S. マーラー/高橋雅士, 織田正美, 浜畑紀訳：精神医学選書 乳幼児の心理的誕生 母子共生と固体化, 黎明書房, p.47-140, 2001.
18) D.N. スターン/小此木啓吾, 丸太俊彦監訳：乳児の対人世界 理論編, 岩崎学術出版, p.3-52, 2003.
19) J. ボウルビィ/二木武監訳：ボウルビィ 母と子のアタッチメント 心の安全基地, 医歯薬出版, p.151-175, 1993.
20) 前掲15), p.317-347.
21) 前掲16), p.17-18.
22) G. Parker, H. Tupling, B. Brown：A Parental Bonding Instrument, British Journal of Medical Psychology, 52(1), p.1-10, 1979.
23) G. Parker：Parental Characteristics in Relation to Depressive Disorders, British Journal of Psychiatry, Vol.134, p.138-147, 1979.
24) 藤井まな：Parental bondに関する基礎的研究 育児ストレスとの関連性, 関西学院大学教育学科研究年報, 20号, p.89-104, 1994.
25) 武谷雄二, 前原澄子編：助産学講座3 基礎助産学3 母性の心理・社会学 第2版, 医学書院, p.44-57, 1999.
26) 鈴木和子, 渡辺裕子：家族看護学 理論と実践 第2版, 日本看護協会出版会, p.30-47, 1999.
27) P.L. Jordan, S.M. Stanley, H. Markman：Becoming Parents, Jossey-Bass, p.3-277, 1999.

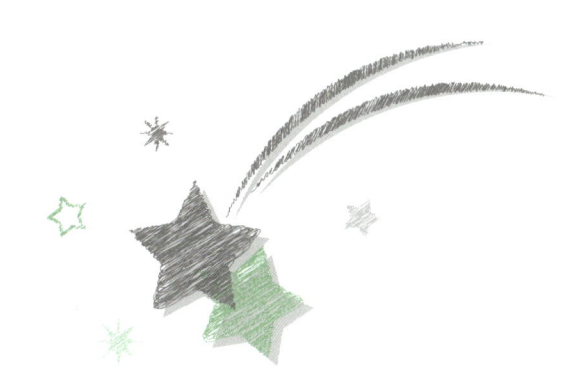

生命の危機状態にある患者家族の理解と援助

高橋 章子 Takahashi Akiko　元 日本看護協会神戸研修センター長

はじめに

　元気に出かけた家族の一員が、突然の事故や急病で救急病院に搬入された、という知らせを受けたほかの家族は、どのような気持ちになるのであろうか。

　警察から「ご主人が交通事故を起こされました」と連絡されて軽い気持ちで駆けつけると、瀕死の状態であり、何とか無事でとの願いと現実とのあまりの落差を理解できるまでに時間を要したという家族がいる。その一方で、知らせを受けた時点で、連絡者の口調から「ただ事でない」との予感を受けて、おろおろしながら取るものも取りあえず、心の準備もないままに、頭の中が真っ白という状況で来院する家族もいる。その上に患者自身は、病態の緊急性が高く、意識を消失していることも多いために家族とコミュニケーションがとれないなど、家族にとっては不安をかき立てる要因が少なくない。いずれの場合でも、家族に対する援助が不要という例はほとんどない。

　現在のような救急医療体制が構築され、救命救急センターに緊急度の高い重症患者が搬入されるようになって、その家族と接してきた経験から、看護師は必然的に、生命の危機に瀕した患者の家族とのコミュニケーションや支援の困難さを痛切に感じてきた。今では、救急患者家族のケアは、救急領域の看護師にとってチャレンジすべき大きな課題となっている。

　救急領域の看護師が精神科医師を精神的援助のモデルとして家族ケアを学んだことで、看護師の家族対応におけるストレスは多少軽減されるようになってきたが、それと並行して家族ケアの重要性と看護師の役割への認識も深まってきた。

　ここでは、筆者の経験を通して、「生命の危機状態にある（救急）患者」の

家族の心理と必要な援助について考えてみたい。

救急看護における患者家族のケア

患者と家族の関係について、救急領域の看護師の興味深い体験談を紹介したい。ある時、同じような病状の患者が4名、ICU（集中治療室）に枕を並べていたことがあった。そのうちの1名が原因はわからないが病状が悪化し、ついに死の転帰をとられた。看護師たちは「何かおかしい」と長年の経験に培われた直感からその原因を追究したところ、病状において他の患者と著しい違いは見つけられなかったが、その患者には身寄りがなかったことが判明した。科学的根拠が示されているわけではないが、看護師たちにはそのことが深く関係していたと思えてならなかったとの報告であった。筆者も、看護師のこのような"勘"というか"インスピレーション"には否定できない重みを感じている。

患者にとって家族の存在は大きい。近年家族の形態が多様化した上に、家族間の情緒的つながりが希薄になる傾向があると言われるが、人が生命の危機に瀕した時には、家族間に特別の感情が蘇ると思われる。そのため、生命の危機状態にある患者の看護における家族ケアの重要性は早くから認識されていたが、現場では緊急性の高い患者への治療処置と並行して家族ケアを行うことはなかなか困難である。

1 役割モデルとしての精神科医師からの学び

わが国の救急医療の歴史は、ICUの創設が盛んであった1970年頃に遡るが、初期の看護師たちは患者および家族の精神・心理的苦悩に気づきながらも、どのように対応し援助すべきかがわからずに困惑していた。救急医もまた、自殺企図患者や脊椎損傷など重度の後遺症をもつ患者の精神的問題に対して、専門外の不得手な対応を迫られていた。そのような現場のニーズから、救急領域に精神科の医師が専任またはコンサルタントとして参加するようになり、看護師はそれらの医師を精神的援助のモデルとして学んだところが大きかった。

救急医の中には、自分たちが治療に専念できるように、看護師には患者や

家族が安心して治療を受けられるような援助をしてほしいと期待する声がある一方で、看護師の教育背景や知識では、精神・心理的ケアは任せられないとの危惧の声も聞かれる。看護師の中にはこれらの声を受けて、精神的な援助を看護の役割として確立したいという想いを強くしている者が少なくない。そのため精神科の医師たちとチームを組み、または指導を受けながら患者や家族の精神的援助を行い、ケアのプロセスや結果を成功も失敗も含めて研究としてまとめることを通して、やりがいとスペシャリティを発展させる看護師も生まれるようになった。

2 看護理論からの学び

多くの看護師が、脊髄損傷患者の看護を通して導き出されたFinkの危機モデルから対象理解の糸口を与えられた。この理論が導入されるまでは、患者の病状の重篤さや家族の苦悩に圧倒されて、看護師自身が精神的危機に陥ることも少なくなかったが、理論を学ぶことで状況を客観的にみることができるようになり、実践への多くの示唆も得た。理論の活用においても、初期には"当てはめ"ではないかとの批判を受けることもあったが、現在では独自の視点をもってケアが行われるようになり、家族援助における理解と認識が深まってきた。

以下に、いくつかのモデルを参考に、危機状態にある家族心理の理解と看護介入について述べたい。

[1] 衝撃

患者の生命が危機にある時、家族は大きな衝撃を受ける。個人差はあるがその程度に影響する要因としては、患者の年齢、発病の原因（外傷か、その場合は自損か、他損か、被害者か、加害者か。疾病ならば急性で突然か、慢性か。受診のタイミングを逸したと思っているか、家族はそれに関わっていたか）などがあり、患者が幼少であるほど、また家族が防ぎ得た可能性が否定できない発症ほど後々罪責感を伴いやすく、特に自殺企図や事故によるものでは、家族の苦悩が大きい。患者が幼少の場合は、家族、特に母親は患者と一体化していることを理解した対応が必要になる。

この段階の家族は「頭の中が真っ白であった」と後日振り返る人が多く、その時点の記憶が抜けていることが少なくない。説明の途中で気を失ったり

する家族もいるので、まず、家族自身の安全への配慮が必要である。あまりにも動転している家族に重要な説明をしても、かえって混乱を深めることもあり、看護師はまずキーパーソンを見つけることが重要である。

　反省すべき例として、息子が出張先での事故により危篤状態との連絡を受けて東北から関西の病院まで車で駆けつける途中、事故に遭って即死した一家があった。衝撃の段階にある家族が必死の想いで慣れない高速道路を運転していて事故に遭ったのではないかと思うと、連絡方法、案内の仕方に問題はなかったか、心の痛む事例である。近距離であっても、放心状態の家族を一人で帰宅させる場合の危険性には十分配慮する必要がある。

[2] 否認

　衝撃を受けた状態では、現状を否認する気持ちが強く、なかには他者には理解しにくい行動をとる場合もある。小学生の娘が交通事故に遭い重篤な状態で搬入され、勤務先の小学校から駆けつけた母親は、涙も流さず淡々と説明を聞き、「家にも小さな子どもがいますので帰ってもよろしいでしょうか」と医師に尋ねた。立ち会った看護師は思いがけない反応に驚き、「冷たい母親」と感じたと言う。しかし、否認の反応と考えれば納得できるものであり、このような態度は教師という社会的役割をもつ母親の「しっかりしなければ」という必死のポーズであったかもしれない。なお、この母親は子どもの死亡時にも涙を流すことはなく、「よくできた人、しっかり者」との評価を周囲から受けていたが、2年後に心的外傷障害として治療を受けることになった。

[3] 怒り

　救急領域の看護師が家族ケアに困難を感じる要因の一つに、患者や家族の怒りがある。「なぜ自分の家族にこのような理不尽が生じたのか、夢ではないのか、やり直しは効かないのか」など、現実が受け入れがたいものであるほど、言いようのない怒りがわいてきて、周囲にいる誰かに矛先が向けられる。身近な肉親の場合もあるが、医療者に怒りが向けられる場合は、治療に直接的な権限をもたない看護師が被害を受けることが少なくない。看護師の些細な言動に怒りの矛先を向けたり、時には処置を疑い深く監視したりする。怒りを向けられた看護師の側に「危

機状況にある人の心理」に関する知識や経験がなければ、家族と同様に「なぜ私が」と怒りを感じる一方で、「技術や対応に問題はなかったか」という自責の念や無力感を味わい自尊感情を傷つけられることもある。

否認や怒りの感情は、患者の発症直後だけでなく、病状の急変や死の宣告など衝撃を伴う状況においても繰り返し表出されることが、いくつかの研究で認められている。

[4] 受容と承認

救急患者の場合は、発症からの時間の短さがあらゆる問題の根源にある。初療外来で、または入院して数日で死亡する患者が少なくないことから、受容に至らない家族もいる。さらに患者の予後も受容の大きな要因となり、病状の好転は受け入れやすいが、逆の場合には喪失と悲嘆過程を歩む家族へのケアが必要になる。家族は病状の悪化には敏感に反応しており、医療者からの説明がなくとも、輸液ルートの数や処置の密度の変化、病室の移動などから治療の方針を感じ取り、独自に状況を受け止めていることを理解すべきである。

看護師は患者の転帰に直接影響を与えることはできないが、予後を認識した上で家族ができるだけ充実した時間を過ごせるよう支援することが望まれる。

救急患者と家族の自律性の回復を助ける

家族が陥っている「精神的危機」とは、精神の恒常的なバランスが崩れている状態であり、その出来事について通常の方法では対応や解決が難しく、解決へと導く方法が見出せない状態であると言われている。そうだとするならば、危機を脱して現実を受け止める、または危機を最小に止めるためには、家族が日常性を取り戻し本来もてる力を発揮できる場を整えることが必要になる。

1 家族の主体性の回復を助ける

家族は社会の1つの構成単位として主体性をもって機能しており、その構成員である一人ひとりの個人も独自の役割を果たしながら自律して生活していることが多い。そのような家族員の1人が突然の発症によって危機状況に陥ると、当然ながら家族は本来の力を

失い、主体性を発揮できなくなることが多い。

救急医療施設の初療外来やICUは、医療従事者にとってさえ私服を着て訪れると馴染みにくい場所である。家族にとって、見慣れない機器類、緊迫感、耳慣れない言葉のやりとり、絶えず聞こえてくる救急車のサイレンなどの環境は、不安と恐怖を増強する。おそらく家族は、「思考の停止」「気持ちの縮み」「無力感」などを味わっており、頼れる人と助けてくれる人を必要としている。

しかし、家族の思いや状況も多様であるため、まず家族の状況をアセスメントした上で、ニーズに応じて、①安心できる環境を整える、②心配や不安を軽減する、③心身の疲労を軽減する、などの対応をとることが考えられる。状況によっては受け持ち看護師を早期に決定して安心できる関係をつくることもよい対策である。

2 患者との対話を促す

患者に意識があるか否かによって方法は異なるが、危機状況においても密度の高い会話ができれば、家族の悲しみを癒す助けになることがある。

心疾患で入院した中年男性の夫婦の例では、根治治療は難しかったが、救急患者には珍しく入院が100日に及び、その間個室に移った夫婦はともに歩んだ人生を振り返り、夫の死後に妻がどのように生きていくべきか、心ゆくまで話し合ったと言う。後日訪問した看護師に、妻はこの体験がいかに貴重であり生きる支えになっているかを語り、医師や看護師への感謝も述べたと言う。

一方、短期間の入院で、患者は入院直後から意識を消失していたが、妻と2人の子どもは患者の側で夫に聞かせるかのように話し合い、少しずつ状況を受け止め、別れの時間とすることができた家族もあった。このような時間を過ごすのに救急施設の環境が適しているとは言えないが、治療処置のみ優先するのではなく、家族の現在のみならず将来をも視野に入れた対応が望まれる。具体的には、①患者の側にいられるようにする、②家族の好みに合った時間を過ごせるように計らう、③プライバシーを保つ、などの対応がある。

3 家族のニーズを知る

Nancy C. Molterは、家族の危機は

患者の病気に大きく影響するという考えに基づき、重症患者家族のニーズを明らかにした。その中で家族にとって重要と考えられたことは、「希望があると感じる」「病院職員が患者を気にかけてくれる」「予後や経過について事実を知る」「質問に率直に答えてくれる」「情報を得る」などである。また、誰がニーズを満たしたかという視点での分析では、当然ながら医師には病状や治療に関する期待と情報の提供が、看護師には面会に便宜を図る、病室管理、定期的な訪室、身体的なケアを手伝う、などと期待するものが微妙に異なっていた。

一方、「患者の死の可能性について話し合う」に関しては、"大変重要"と"重要でない"に意見が二分し、「家族の健康を気遣ってもらう」「家族の問題を援助する人について教えてもらう」「罪や怒りのような否定的感情について話す」などの項目は重要でないと考える回答が大多数であった。1970年代のアメリカの研究ではあるが、家族は医療者には確実な患者ケアの実施への期待が強かったと思える。すなわち、①患者に対して的確な観察と判断が行われている、②患者によいケアが行われていることを知る、③病状の変化を確実に観察してくれる、などである。

筆者の知る事例に、心停止の瞬間に医療従事者が誰も側にいてくれなかったと訴える家族がいた。モニターを見ていれば、看護師には心停止が近いことが予測できたのではないか、どうしてその時に側にいてくれなかったのか。家族にとって一生に一度のかけがえのない親、夫、子どもの死の瞬間は、医療従事者からも尊厳をもって遇してもらいたい、すなわち側にいて脈をとったり、聴診器を当てたりしてほしいという思いがある。家族は医師に対してよりは看護師への怒りを語っており、看護師の観察と調整機能に不満を述べていた。

一方、孫に熱傷を負わせたことに責任を感じていた祖母とそれがわだかまりとなっていた一家の不調和をアセスメントした看護師が、祖母のケアを行ったことで家族全員の軋みを取り除き、このような支援が受けられたことに驚きと感謝を表明された例もある。

おわりに

　救急看護領域における家族ケアは、まだ緒についたばかりであり、緊急場面におけるインフォームド・コンセント、自己決定の難しい患者の意思決定のあり方、DNAR；do not attempt resuscitation（蘇生処置の拒否）など多くの倫理的問題に十分対処できているとは言えず、また組織的な対応もできていない。したがって、今後看護師が家族ケアを役割として発展させていくための課題としては、まず看護師自身が家族ケアに関する知識技術を磨くこと、そのためにも患者家族の経験に耳を傾け学ぶこと、経験から知識体系を導き出すこと、などが重要である。次に多職種、多施設で連携して、これらの家族に対する系統的なケアを提供する組織づくりや継続的な活動を行うことが望まれる。

　一方では、救急領域の看護師として多くの家族に関わらせていただいた貴重な体験からの助言として、普段から家族で、いざという時のあり方を話し合っておくことの重要性を啓発することも、間接的ではあるが家族の悲嘆を軽減する一つの方策であり、看護師としての役割であると考える。これらの活動を通して、看護師の役割が広く社会に認識されることを願っている。

＜家族看護3(2), p.6-11, 2005より＞

参考文献

1) Nancy C. Molter/常塚宏美訳：重症患者家族のニード，看護技術, 30(8), 1984.
2) 鈴木和子, 渡辺裕子：家族看護学, 日本看護協会出版会, 1995.
3) 高橋章子編：救急看護　急性期病態にある患者のケア, 医歯薬出版, 2001.
4) 高木由美子, 佐藤はるみ, ほか：集中治療室に入室した患者の家族への援助, 第32回日本看護学会論文集成人看護Ⅰ, 2001.
5) 高山裕喜枝：CPA患者家族の心理プロセスの分析および対応, 救急医学, 26, p.69-75, 2002.

リハビリテーション過程において生活の再構築に取り組む家族

池添 志乃 Ikezoe Shino　高知県立大学看護学部教授
野嶋 佐由美 Nojima Sayumi　高知県立大学副学長／看護学部教授

はじめに

医療技術の発展や入院期間の短縮化により、さまざまな疾病・障害を抱えて暮らす人が増え、病院から在宅へ早期に移行する方向へ動いている[1]。病気が長期化し、機能障害などによりリハビリテーションを必要とする病者を内包する家族においても、生き方や生活そのものの再構築を余儀なくされ、生活への支援が求められている。

リハビリテーションとは、障害をもつ人の生活の再構築であり、自分らしく生き生きと生きる権利を回復することを目指す過程である[2]。看護者として、病気だけを対象とするのではなく、障害をもった病者と家族の主観的な苦悩を受け止め、家族の軌跡をともに歩み、その家族らしい生活を支えることがリハビリテーション過程にある家族を支援していく上での基盤になると考える。

本稿では、リハビリテーション過程にある家族との関わりにおいて重要となる家族との関係性の構築に焦点を当て検討していく。

リハビリテーション過程において生活の再構築に取り組む家族の特徴

リハビリテーション看護において、病者・家族が生活者としての主体性を回復し、心身の状態の安定、セルフケア能力を確立して生活を再構築することが重要となる[3-5]。

1 家族なりの状況の意味づけ

生活の再構築に取り組む家族は、直面する状況に対して、症状管理の困惑や将来の不確かさ、リハビリテーションや病者の自立への支援にどこまで手を出していいのかわからないといった

介護方法への迷いなどを抱き、ゆらぎのある状況として捉えている[6]。また介護を使命、当たり前のこと、生き甲斐など、自らの信念や病者との関係性に依拠した意味づけを行っている[7]。

つまり、家族はゆらぎの状況にありながらも、歴史的文脈の中で築いてきた信念に裏打ちされた捉えを行っている。そのため、看護者が病気や介護に向かう家族の信念を支え、家族なりに意味づけが行えるように関わることは、関係性を築いていく上でも重要であろう。

2 強みとしての家族の知恵の発展

生活の再構築に取り組む家族は、経験を通して介護のコツをつかむなど介護のマネジメントを身につけたり、病気や介護を引き受ける覚悟を決めるなどの構えをもったり、病者らしさを認め、家族の関係性の継続・深化を図る知恵を発展させている[8]。Bennerが、慢性疾患に対処してきた人は、病気を抱えて生活する中で、身体状態や病気管理についての経験知を獲得すると述べている[9]ように、リハビリテーション過程において生活の再構築に取り組む家族は、さまざまな経験知、知恵を身につけていると言える。家族とのパートナーシップの形成において野嶋は、家族の健康的な側面を強化することの重要性を述べている[10]ように、家族の中から編み出された知恵を尊重し、強化していくことは家族の自信にもつながり、関係性を形成していく上での重要な視点となると言えよう。

生活の再構築に取り組む家族との関係性の構築

リハビリテーション看護ではその人の生き方そのものを支える視点が重要であり[11]、生活の再構築に取り組む家族との関係性を構築していく上で、家族の将来の生活を見据え、主体性、意思決定を尊重したパートナーシップを形成していくことが重要となる[12]（図1）。

1 家族とのパートナーシップの形成

野嶋は、家族とのパートナーシップを形成する上で重要な視点として、中立性の維持、家族の全体性の把握、家族の健康的な側面の強化を挙げている（図2）[13]。

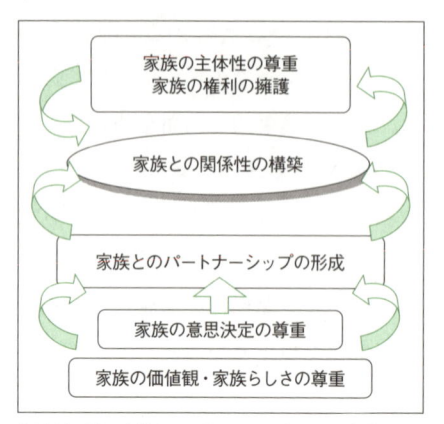

〔図1〕リハビリテーションにおける家族との関係性の構築

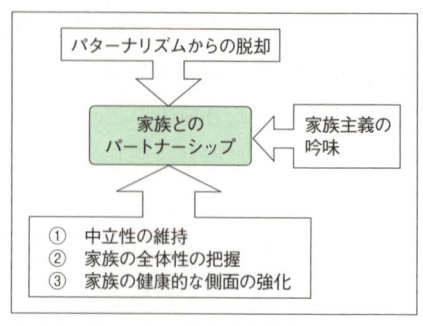

〔図2〕家族との援助関係の形成
＜出典＞野嶋佐由美監, 中野綾美編：家族エンパワーメントをもたらす看護実践, へるす出版, p.38, 2005.

　家族には障害や病者に対するイメージや介護についての信念があり、家族の中で共有されている場合もあれば、家族員各々で異なり葛藤している場合もある。関係性を構築していく場合には、看護者は異なる意見そのどちらにも偏らず、中立的立場を保持することが重要[13]であり、常に家族に対する自らの感情や距離を保ちつつ、家族の異なる思いをありのままに受け止めることが求められる。そして、常に家族システム全体を捉える視点をもち続けることが重要[13]であり、家族員一人ひとりの思いから家族全体の思いへと捉える視点を柔軟にシフトしながら、家族の全体性を捉えていくことが関係性の構築には必須である。

　また、生活の再構築のプロセスは、必ずしも順序どおりに起こるものではなく、どのような生活背景をもっているのか、発症からの回復の軌跡はどのようなものであったのか、どこに向かっていきたいと思っているのかを理解しながら、家族とともにたどり、家族のできているところや強みを肯定的にフィードバックしていく姿勢が重要である。そして家族なりに考えて努力してきた生活ややり方を尊重すること、取り組んでいる一つひとつの行動を大切にし、尊敬の念を払うことが重要である[14]。また、家族に対していつも見守っているという看護者の肯定的なメッセージの発信は、家族の自信、自尊心につながり、自らを信頼できる強みになるであろうし、家族なりに発

展させてきた知恵をさらに高めていくことにつながると考える。

2 家族の主体性の尊重・家族の権利の擁護

リハビリテーションにおいて、看護独自の重要な役割は、当事者の意欲を引き出し、自己肯定感を失うことなく、その人なりの方法をつくり出していくという主体性に関わるものである[15]。家族の力を支え、その家族らしく生きていくことを支援していく上でも家族の主体性を尊重し育む姿勢が求められる[16]。家族は、生活の再構築の中で常に相互作用をもちながら生活している。看護者として家族との信頼関係を構築していくには、社会の中で他者との相互関係の中で生きる生活主体者としての家族に対する尊厳をもち、共感と主体性尊重の態度で、家族が何を望み、どこまで自分たちででき、何を支援するかを見極めながら、家族のもてる力を発揮し、自己実現に向けて支援していくことが重要となる。

またStraussらが、慢性疾患は家族の生活にとって極めて侵害的でスティグマを押されることがあると述べている[17]ように、障害をもつことで、オープン性への抵抗が生まれ、家族が社会から孤立していく可能性もある。看護者として、外部社会に対して、家族が自分たちの思いを表出し、自己決定していくことができるよう権利の擁護者としてのアドボカシーの役割を担っていくことも必要であろう。

3 家族の意思決定の尊重

リハビリテーション過程での生活の再構築に取り組む家族は、病状や介護状況の変化にともない、今後の介護方針や家族内での役割分担、介護の仕方などをめぐって意思決定を求められることが多い。家族は自身の力で意思決定を行い、状況を乗り越えていくことができる集団である[18]。看護者として、家族の意思決定能力を信じ、家族が何を大切に生活しているのかを把握しながら、これまでの自分たちの生き方を選択できるよう家族の意思決定を尊重し、支えていくことが重要となる。

家族の意思決定は決して一方向に進むのではなく、行きつ戻りつのプロセスをたどる。看護者として、家族の自分らしい生活を阻害している事柄をともに考えたり、意思決定した後の家族の迷いや不安などの気持ちの揺れを敏

感に受け止め、付き合いながら、家族の選択を見守り、支えていく。そして、最終的に"この決定でよかったのだ"と家族が共有して納得のいく決定をしていくことができるよう意思決定のプロセスをともに歩んでいくことが重要であると考える。パートナーとして家族の有する意思決定の力を支え、添いながらともに歩むことで、家族自身の潜在化している力の発揮や自信の獲得につながるのではないだろうか。

4 家族の価値観・家族らしさの尊重

家族には、病気や障がい者に対して、その家族に特有のイメージや価値観がある[13]。看護者として、家族員個々の価値観、家族全体としての価値観を見極め、病気や障害に対する思いや、障害をもつ家族員とともに生活をすることへの思いを尊重して関わることが重要となる。

障害をもつことで、家族は病者のイメージの喪失やこれまでの生活を喪失するが、徐々に障害をもっていても変わらないその人らしさや、家族自身も依然として家族としての同一性を維持していることを確信し、自分たちの生活は変わらないという感覚を維持している[19]。家族らしさの継続を支援していくことは、家族との関係性を構築していく上でも重要な視点になると言えよう。家族のもつ価値観が継続されることは、障害によって途切れた家族の人生の継続性を保障し、生活の満足感につながるのではないだろうか。

一方で、援助関係は、看護者と患者・家族の絶え間ない交流であり、そこでは互いの価値が複雑に交錯し、看護者の中で価値葛藤を生じさせる[20]。援助関係の形成において、家族主義から影響を受けた看護者の家族観を吟味しておくことが重要であり[21]、家族のもつ価値観が必ずしも看護者としてもっている価値観と一致していないことを認識しながら、自らの家族イメージから離れ、家族の多様な価値観を認め、家族らしい生活を支えていく姿勢が求められている。

事例にみるリハビリテーションにおける家族との関係性の構築

1 事例紹介

2年前に脳梗塞を発症したAさん（85歳、男性、右片麻痺）は、妻Bさ

ん（77歳）と二人暮らしで、Bさんが一人で介護している。発症後、治療やリハビリテーションのために入院していたが、現在は自宅療養中である。Aさんは更衣や排泄などのADLについては一部介助であるが、生活行動全般にわたって妻に頼ることが多い。またAさんは外に出ることを嫌い、通所サービスなどサービスの導入を頑なに拒否し、退院後のリハビリテーションを中断している状態である。

Bさんは介護を「それが夫婦というもの」として捉え、サービス導入を断っている。また、夫のためにもできるだけ手を出さないようにしなければと思いながらも、「夫に逆らうことはできない」と、つい手を出し過ぎてしまっている。現在は、Bさんなりに介護のコツをつかんで自信を得るようになっているが、腰痛の悪化などの身体症状が顕著にみられるようになり、「気持ちに体がついていかない」と、一人で介護をすることの困難感を抱えながら介護を行っている。

2 Aさん家族との関係性の構築における看護者の技

まずは、病気や介護についてどのように捉えているか、今後どうしていきたいか、なぜサービス導入を拒否するのかなど、それぞれの気持ちや言い分にじっくり耳を傾け、共感をもって受け止めながら聴く。Aさん夫婦には、長年連れ添ってきた夫婦の関係性があり、これを基盤とした家族の価値観を尊重しながら検討していくことが重要である。そして病気の受け止めや心理状態、社会交流における準備性、Aさんの病状が生活に及ぼす影響、家族に与える影響などをアセスメントした上で、現在のAさんの頑なな態度やBさんの介護に向かう強い信念からも、すぐに決断を迫るのではなく、ゆっくり時間をかけて考えてもらうようにし、あえて看護者の意見は挟まず、家族の迷いに付き合い、待つ姿勢も必要となるであろう。

リハビリや介護方法などについて、Aさん、Bさんのそれぞれの意見が異なる場合にも、どちらか一方を支持したり、指示的に対応するのではなく、常に中立的な立場で、一定の距離を保つことを意識しながら、時には両者をつなげる役割を果たし関わっていくことが重要となる。それぞれの意見を大切にしつつ、最終的には家族としてど

の方向性でいくのかの合意を見つけ、共通の目標に向かって取り組んでいくことができるよう、家族の日常生活やコミュニケーションパターン、希望など、家族の全体像を捉えていくことが重要となろう。そして、家族の強みやできていることを肯定的にフィードバックし、認めることでAさん家族の自信や自己肯定感を増し、信頼関係を基盤としたパートナーシップの形成につながっていく。

AさんのADL維持のためには、むしろBさん以外のさまざまな人との交流や刺激が大切であることなど、タイミングを計りながらサービス導入についてのメリットや見通しを伝えていく。Bさんが今後どのように介護を行っていけばよいのかを主体的に考えていくことができるよう現状認識を促し、実現可能な合意点を探りながら、家族自身の意思決定を側面から支えていくことが求められる。

家族は、行きつ戻りつしながらしだいに今の状況がわかるようになり、現実吟味を行っていく[22]。看護者として、ともに具体策を検討したり、方向性を確認したりしながら意思決定を支えていくことが、家族との信頼関係を強化していく上でも重要となろう。

おわりに

見通しの不確かなプロセスをたどるリハビリテーション過程において、生活の再構築に取り組む家族は、これまでの人生の目標や価値観が脅かされ、さまざまな揺らぎを体験している。看護者として、家族との関係性を構築していく上で、常に家族への関心をもって、コミットメントしながら、家族との相互の信頼関係を形成していくことが重要である。そして、専門職者としての理論知・実践知を基盤とした的確な臨床判断をもって多様な家族の心情や反応、ニードを捉え、家族が重視している考えや価値観を理解しながらパートナーシップを形成し、家族の主体性と意思決定を尊重していくことが、家族との関係性を構築していく上での看護者としての基本姿勢であり、家族看護の基盤となると言えよう。

<家族看護5(2), p.6-11, 2007より>

引用・参考文献

1) 石鍋圭子, 野々村典子, 奥宮暁子, ほか編著：リハビリテーション専門看護　フレームワーク／ビューポイント／ステップアップ, 医歯薬出版, p.61, 2005.
2) 前掲1), p.3.
3) 前掲1), p.41.
4) 酒井郁子：脳血管障害患者の生活の再構築を支える看護の専門性を考える　文献検討から, Quality Nursing, 8(3), p.192-198, 2002.
5) 池添志乃：脳血管障害をもつ病者の家族の生活の再構築における家族の知恵, 日本看護科学会誌, 22(4), p.44-54, 2002.
6) 池添志乃：脳血管障害をもつ病者の家族の生活の再構築における状況の定義, 高知女子大学紀要看護学部編, 53, p.15, 2004.
7) 池添志乃：生活の再構築に取り組む家族の介護キャリア, 平成16年度高知女子大学健康生活科学研究科博士論文, 2005.
8) 前掲5), p.48.
9) Patricia Benner, Judith Wrubel／難波卓志訳：ベナー／ルーベル　現象学的人間論と看護, 医学書院, 1999.
10) 野嶋佐由美監, 中野綾美編：家族エンパワーメントをもたらす看護実践, へるす出版, p.39, 2005.
11) 前掲1), p.33.
12) 野嶋佐由美：家族とのパートナーシップ構築の方略, 家族看護, 4(1), p.6-13, 2006.
13) 前掲10), p.38.
14) 渡辺俊之：介護者と家族の心のケア　介護家族カウンセリングの理論と実践, 金剛出版, 2005.
15) 酒井郁子：リハビリテーションと看護をめぐって, Quality Nursing, 10(7), p.620-623, 2004.
16) 野嶋佐由美：家族の力を支える看護, 家族看護, 5(1), p.6-12, 2007.
17) Juliet Corbin, Anselm Strauss, et al／南裕子監訳：慢性疾患を生きる　ケアとクオリティ・ライフの接点, 医学書院, 1987.
18) 前掲10), p.9-10.
19) 池添志乃：生活の再構築に取り組む家族の介護キャリア, 平成16年度高知女子大学健康生活科学研究科博士論文, 2005.
20) 植田寿之：援助関係に見られる価値葛藤についての考察, 社会福祉士, 第11号, p.119-126, 2004.
21) 前掲10), p.39.
22) 横田碧：対象者とともに歩むリハビリテーション過程, Quality Nursing, 10(7), p.624-628, 2004.
23) 中野綾美：家族エンパワーメントモデルと事例への活用, 家族看護, 2(2), p.84-95, 2004.
24) Knafl K.A., Deatrick J.A.：Family Management Style：Concept Analysis and Development, Journal of Pediatric Nursing, 5(1), p.4-14, 1990.
25) Lyons R.F., Meade D.：Painting a New Face on Relationships：Relationship Remodeling in Response to Chronic Illness, In S. Duck, & J.T. Wood(ed)Confronting relationship challenges. Sage, Thousand Oaks/CA, p.181　10, 1995.
26) 南雲直二：リハビリテーションと心理的援助：相互作用という方法, Quality Nursing, 10(7), p.634-639, 2004.
27) Selder F.E.：Life Transition Theory：The Resolution of Uncertainty, Nursing & Health Care, 110(8), p.437-451, 1989.
28) 渡辺俊之：リハビリテーション看護でできる家族支援とは何か　家族のアセスメントとかかわり, 宮腰由紀子, 奥宮暁子, 金城利雄編, リハビリテーション看護研究7　リハビリテーション看護と家族支援, 医歯薬出版, p.2-9, 2003.
29) 渡辺俊之：医療における家族アプローチ, 家族療法研究, 21(2), p.4-8, 2004.
30) 山田みどり：地域, 在宅におけるリハビリテーションでの看護の役割, 宮腰由紀子, 奥宮暁子, 金城利雄編：リハビリテーション看護研究6　地域生活支援とリハビリテーション看護, 医歯薬出版, p.2-7, 2003.

終末期患者の家族の看護
家族との向きあい方

渡辺 裕子 Watanabe Hiroko　家族ケア研究所所長

はじめに

　愛する人との死別が避けられないという現実は、家族成員に極めて深刻な影響を及ぼす。そしてそれが結局のところ患者本人にもさまざまな影響を与え、一つの家族全体が大きく揺れ始めることになる。言うまでもなく、終末期ケアにおいて家族への援助は欠くことのできない必須の要素である。
　本稿では、終末期患者の家族との向きあい方の基本について考えてみたい。

「悔いのない看取り」再考

　読者の皆さんは、終末期患者の家族を看護するに当たって、どのようなことを目標にして家族に関わっておられるだろうか。筆者の知る限り、「悔いのない看取りができるように」「やるだけのことはやったと満足して最期を迎えられるように……」などという意見を聞くことが多い。
　しかし、ここで改めて考えてみたい。「悔いがない看取り」などということが、果たしてどれほどの家族に実現できるのであろうか。そもそも愛する人を亡くすということ自体、理不尽な出来事であり、納得することなど到底できないというのが、多くの家族の偽らざる心情ではないだろうか。臨終の瞬間まで、患者が回復するという奇跡が起こることを心のどこかで抱き続ける、むしろそれこそが「家族」であることの証でもあろう。長年の看病に手を尽くしきって自らも体力の限界を悟り、また患者にもこれ以上は苦痛を増すだけだと心底納得できるようなわずかな事例は例外として、家族にとって患者の死を心底受容することは極めて困難な課題だと言える。
　そして、人の気持ちは絶えず揺れ動くものであり、たとえ死別直後に「悔

いはない」と感じることができたとしても、その後家族が「愛する人の喪失」という厳しい現実に改めて直面する中で、「もっとこうすればよかった」「どうしてああしなかったのか」と後悔や自責の念を抱くことも少なくない。

こう考えてみると、家族が患者の死を完全に受容し、なおかつ看取りに悔いを残さないなどということは、実際には極めて実現困難な目標だと考えられる。「悔いのない看取り」「満足できる最期」というのは、援助の方向性としては大切な視点ではあるが、家族側に立った時、援助のアウトカムとしての目標としては、必ずしも現実的とは言い難いのではないだろうか。

何事も家族のペースでしか進まない

それでは、なぜナースは、誰よりもそれが難しいとは知りながら、「悔いのない看取り」というような、いわば高い目標を掲げるのだろうか。そこには、「そうあってほしい」というナースの願い、ナースのニーズがいつの間にか患者・家族のニーズにすり替わり、それが動かざる「真理」であるかのように一人歩きしている現実が垣間見える。自分が望む理想の看取りに、患者・家族をできるだけ近づけたいという無意識の欲求が、こうした表現となって現れているような気がしてならない。

ここで家族の体験世界を今一度考えてみたい。柳原は、がんターミナル期の状況にある家族には、さまざまな相反する感情が常に混在し、「たえざる揺らぎ」の中にあることを明らかにしている[1]。つまり、「もうダメかもしれない」と思いつつも、「このまま逝かせるわけにはいかない」という強い気持ちに突き動かされ、またある時には、「悔いはない」と半ば納得しつつも、「諦めてどうする」と自分を鼓舞するなど、振り子のように気持ちが揺れ動いているのが、家族の現実というものであろう。

家族は、このような相反する気持ちの狭間で揺れながら、少しずつ現実検討を繰り返し、気持ちの落ち着きどころを自ら見つけていくのではないだろうか。この心の振り子は、他者があるべき方向性に無理に収束させていけるような性質のものではないことは明らかである。だとするならば、私たちナー

スが最期まで家族に寄り添っていくためには、自分の理想とする看取りを押しつけるのではなく、「何事も家族のペースでしか進まない」という現実を、私たち自身が受け入れることが何より肝要ではないだろうか。

「家族」というモビールを揺らさない

それでは、このような善意のいわば押しつけが、家族にどのような影響をもたらすのかを考えてみたい。

言うまでもなく、終末期患者の家族は、予期悲嘆の渦中にあるだけではなく、患者の代理人になること、介護者になること、経済的負担の責任を負うこと、家庭内や社会的な役割を変更することなどの周囲からの要求や圧迫にさらされ、多くのストレスを抱え込む存在である[2]。そのような家族に対して、ナースの理想の家族像を求めれば、ナースの理想の家族を演じなければならないという新たなストレスを家族に与えてしまうことにもなりかねない。ナースがよかれと思って打つ手が、実際には「家族」というモビールをいっそう揺らしてしまうこともあるのではないだろうか。愛する人との別れを予感させる現実に直面している家族は、極めて傷つきやすい存在であり、医療者の言動に敏感になっている。医療の主体は患者・家族であると言われてはいるが、「家族としてかくあるべき」というプレッシャーを前にして苦しむ家族も決して少なくないと推察する。

今、私たちナースに必要なことは、家族に何とか患者の死を受容してもらい、悔いのない看取りをしてもらわなければと意気込むのではなく、むしろ安心して揺れていられる環境を整えることではないだろうか。安心して、その家族にとって必要なだけ揺れることができて初めて家族は、安定を取り戻していくのであろう。

終末期患者の家族に関わる上でまず大切なことは、「援助」というの名のもとに、むしろ家族を揺らしてしまうことのないよう、一人ひとりのナースが自戒することである。消極的な印象を与えるかもしれないが、「余計なことはしてはならない」、実はこれが援助の前提であるような気がしてならない。

結果ではなくプロセス重視で

 それでは私たちナースは何を道しるべとして家族とともに歩いていけばよいのだろうか。

 家族看護の基本に立ち返って考えてみたい。鈴木らは、家族という集団には、その時々の発達課題を達成し、より健康なライフスタイルを獲得、維持、発展させ、健康問題が生じた場合にはそれに適切に対応していくというセルフケア機能があり、この家族が本来有している機能がよりよく発揮されるよう援助することが家族看護の目的であると述べている[3]。また野嶋は、家族看護は、家族が自らの健康をコントロールし、改善していく力を高めることを目指すものであると述べている[4]。このように考えてみると、終末期患者の家族援助においても、最期の瞬間を迎えるまで、いかに家族が自らのもつセルフケア機能を発揮することができたか、またナースがいかに家族の力を高めることができたかが重要であることがわかる。

 先にも述べたように、愛する人との死別が避けられない状況に至った家族は、多くのストレスを抱え込むことになる。しかし家族は、こうした苦しみや悲しみに、ただただ翻弄されるのみではなく、その時々で何とか安定を取り戻そうと、現実に対して対処し続ける存在でもある。私たちナースは、到達地点として家族のありようを追い求めるのではなく、一つひとつの局面で家族がいかに自分たち家族の力を発揮できたのか、そのプロセスを詳細に見つめ、パートナーとしてそのプロセスをともに歩んでいくことが重要ではないだろうか。

「今、ここで」の視点の重視

 それではいったいプロセスを重視するためには、私たちにどのような姿勢が必要なのだろうか。

 ここで、終末期患者の家族について考えてみたい。Hampeは、病院における終末期患者および死亡患者の配偶者のニーズとして、死にゆく人とともにいたいというニーズを始めとする8つのニーズを[5]、また鈴木は、わが国の働き盛りの年代の終末期患者の夫をもつ妻に焦点を絞り、Hampeが明らかにしたニーズに2つのニーズを加えた10のニーズを[6,7]明らかにしてい

る。これらの研究によって漠然としていた家族のニーズが整理され、援助の焦点がより明確なものとなった。ナースの援助としては、これらのニーズが可能な限り満たされていくことが重要であると言えるだろう。

しかし先にも述べたように、家族には、さまざまな相反する感情が常に混在し、家族は「たえざる揺らぎ」の中にある。だとすれば、ニーズも当然、刻々と変化していくと考えねばならないであろう。たとえば、「患者の側にいたい」と強く望む時もあれば、「どうしても側にいられない」と感じる時もある。また、「感情を表出したい」というニーズを強くもつ時もあれば、翌日には「独りになりたい」という気持ちが強く働く時もある。

そして、終末期における患者、家族のありようは、ある意味でそれまで紡いできた両者の関係性によって極めて個別性も大きい。例えば、死にゆく人とともにいたい、患者の状態を知りたいというニーズを考えてみても、最期の瞬間まで、患者の側にいることに大きな負担を感じ、実際にほとんど面会に訪れない妻もあり、また、「あえて今は病状のことは何も知りたくない」と語る妻がいないわけではない。死にゆく人の安楽の保証に関するニーズでさえ、「多少の痛みがあるのは生きている証拠。それさえも奪わないでほしい」と疼痛緩和に消極的な妻もある。

考えてみれば、人の感じ方、価値観、それまでに紡いできた家族の歴史や関係性は、ひとくくりになど到底できるものではなく、結局のところ、その時相手が何を望み、何を必要としているかを、わずかなサインを手がかりに敏感に洞察していくほかはないのではないだろうか。「こうであるべき」「こうに違いない」といういっさいの枠組みを一時棚上げし、「今、ここで」この家族は何を望んでいるのかを感じ取ろうと努めること、それが家族とプロセスをともに歩んでいくための必須の要件であろう。

「当たり前のことを当たり前にする」大切さ

最後に、それではナースに何が求められ、何ができるのか、また何をしなければならないのかを考えてみたい。

先に、「援助」というの名の下に、決して家族というモビールを揺らして

しまってはならないこと、「余計なことはしない」、これが援助の前提であると述べた。家族を揺らさない、これは当然のことながら、何もしないでただ見ているということではない。むしろ、家族の力が十分に発揮されるような環境を積極的に作っていくことが私たちナースの役割ではないだろうか。

具体的には、まずは患者の症状コントロールに万全を期すことがすべての前提となる。患者がさまざまな症状に苦しみ激しい苦悩の中にあっては、家族も常に脅かされてしまい、むしろストレスは増すばかりで、発揮できる力も発揮できなくなってしまうのは当然のことであろう。そして、最期の時を迎えるまで、家族が自らの体調を大きく崩すことなく患者に寄り添えるよう、家族のセルフケアを促すことも重要な援助である。家族の体調の悪化は、直面する問題に対する家族の対処を妨げるばかりではなく、死別後の悲嘆からの立ち直りを著しく困難にさせるためである。

また、家族の日々の生活の質が著しく低下しないよう、家族の生活にも配慮が必要である。食事や睡眠などの生活パターンの乱れが長期にわたって続いていくことにより、さまざまな健康障害が生じやすくなり、また気力の低下も招きやすい。残された時間の中で、患者のQOLを維持させていくことがターミナルケアの大きな課題であるが、それと同様に、愛する人が終末期に至るという厳しい状況であるからこそ、ほんの一時の安らぎ、自分を取り戻す時間を家族に提供し、家族が疲弊し尽くさないよう援助したい。最期まで家族もまた自分らしくあるからこそ、厳しい現実に対処する力もわいてくるのではないだろうか。

さらに、揺れ動く家族を、無理に一定の方向へ収束させようとするのではなく、安心して揺れていられる物理的、心理的な環境をつくり出すことも不可欠である。医療者が常に行き来し、人の生死が行き交う慣れない病院という環境の中で、患者の側に付き添っていても、どことなく居心地の悪さを感じている家族も多いのではないだろうか。一般病棟では制約も多いが、まずは安心して患者の側にいられる物理的環境、つまり病院の中での家族の居場所をできるだけ確保することが大切であろう。そして、ナースがあるがままの家族に常に温かな関心を寄せている

101

ことを伝え続け、決して家族を孤独にしないこと、ささやかな家族の希望を支え続けることも重要である。どのようなことがあっても、自分たちはもはや医療者の関心の外におかれ、孤立無援で闘わなければならないという気持ちにさせるようなことがあってはならない。

　こうして考えてみると、私たちナースがすべきことは、どれも看護の基本的な事項であり、どれをとっても、特別高度な技術や特殊な介入技法を必要とすることではない。つまり、「当たり前」のことをいかに「当たり前」に実践するかが、私たちに問われているのではないだろうか。「何か、どの家族にも有効な特別な方法があるのではないか」とない物ねだりをするのではなく、まさに足元から地道に固めることがいかに大切か、最後にこのことを強調しておきたい。

おわりに

　昨今の実践現場はますます多忙を極め、家族と関わるゆとりがないと嘆く声も多いが、状況が厳しいからこそ、再度、自分たちの姿勢や基本的な援助のあり方を問い直すことが必要なのではないだろうか。自分にも家族にも完璧を求めず、時には無力感にさいなまれつつも、「今、この時」の相手に関心を寄せ、「今、この時」に自分のできることを精一杯提供しつつ、一つひとつのプロセスを大切に家族と歩んでいただきたいと心から願っている。

＜家族看護1(2), p.6-11, 2003より＞

引用・参考文献

1) 柳原清子：癌ターミナル期家族の認知の研究, 家族のゆらぎ, 日本赤十字武蔵野短期大学紀要, 11, p.72-81, 1998.
2) 佐藤禮子, 渡辺尚子：終末期の家族が必要とした援助, ターミナルケア, 4(4), p.288-292, 1994.
3) 鈴木和子, 渡辺裕子：家族看護学　理論と実践　第2版, 日本看護協会出版会, p.13, 1999.
4) 野嶋佐由美：家族看護学の可能性と課題, 実践の変革に焦点を当てて, 家族看護, 1(1), p.6-17, 2003.
5) S.O. Hampe/中西睦子ほか訳：病院における終末期患者及び死亡患者の配偶者のニード, 看護研究, 10(5), p.386-397, 1977.
6) 鈴木志津枝：終末期の夫をもつ妻への看護　死亡前・死亡後の心理過程を通じて援助を考える, 看護研究, 21(5), p.23-34, 1988.
7) 鈴木志津枝：終末期の夫を持つ妻への看護　夫の死亡前後の妻の心理を通じて, 第12回日本看護学会抄録集　看護総合(1), p.165-167, 1981.

遺族に対する家族看護ケアのあり方

鈴木 志津枝 Suzuki Shizue　｜　神戸市看護大学教授

はじめに

　大切な家族員との死別は、人が人生の中で直面する最も精神的打撃の大きい出来事の一つである[1]と言われている。遺族は、大切な家族員を失ったことによる一連の悲嘆の心理過程をたどるとともに、死別後の生活上の変化にも適応することを余儀なくされている[2]。また、遺族を対象とした既存研究によれば、遺族は死別経験のない同年代の人々と比べて、身体的問題[3]や精神的問題[4]を多くもち、かつ死亡率も高い[5]ことが指摘されている。

　このような、健康障害を招く危険にさらされている遺族を支援することは、終末期医療や看護に関わる医療者だけでなく、健康増進・疾病予防を推進する保健専門家にとっても重要な役割の一つであると言える。

　そこで、本稿では遺族に対する家族看護ケア（遺族ケア）を、遺族ケアとは、遺族の経験の理解、遺族のアセスメント、遺族ケアのあり方の4つの視点から述べていきたい。

遺族ケアとは

　遺族ケアとは、大切な家族との死別を経験した人々が適度な期間内に悲嘆の苦痛を享受し乗り越えられるように、遺族が自らの役割を果たし、故人のいない生活に適応していくための新たな考えや対処方法を学び、低下した自尊感情を立て直し、新たな自己イメージを確立していけるように支援すること[6]である。

　Worden[7]は、死別に適応するためには4つの課題（悲嘆作業）を完了する必要があると述べ、4つの課題について説明している。そして、これらの課題を完了できるように支援することが遺族ケアの目標となる。

1 課題1：喪失の事実を受容する

死別後の悲嘆のプロセスを進ませていくための最初の課題は、喪失の事実を受容することである。すなわち、大切な家族員が死んだという事実に向き合い、もはや戻ることはないという現実に直面することである。この課題に向き合うことは遺族にとって非常に強い痛みを伴うことであるが、死の現実に直面しなければ、正常な悲嘆のプロセスをたどることはできない。

2 課題2：悲嘆の苦痛を乗り越える

第2の課題は、死の現実に向き合うことによって生じてくる苦痛を享受し、乗り越えていくことである。この苦痛を避けようとしたり抑圧したりすることは、悲嘆のプロセスを妨害し、長引かせることになると言われている。

3 課題3：故人のいない環境に適応する

第3の課題は、故人のいない環境に適応することである。遺された家族は、故人が家庭や社会で果たしていた役割を分担して果たしていくだけでなく、死別により変化した自己意識にも適応していく必要がある。

4 課題4：故人を情緒的に再配置し、生活を続ける

第4の課題は、遺族の心の中心を占めていた故人を切り離し、別の適切な場所に再配置し、自分の気持ちやエネルギーを生活を再構築するために活用し始めることである。このことは、故人との意味ある関係を忘れることを意味しているわけではない。

遺族の経験の理解

遺族ケアを実践する専門職者には、遺族がどのような経験をしているのかを理解した上で、遺族が悲嘆作業を完了できるように援助していく必要がある。

1 死別後の通常の悲嘆反応

通常の悲嘆反応は広範囲にわたり、多次元的な様相を示しているが、一般的に身体的反応（食欲不振、故人が経験していた身体症状と似た身体症状の訴え、エネルギー不足、睡眠障害など）、認知的反応（無感覚、不信、故人のこ

とばかり考えている状態、幻覚など）、情緒的反応（悲しみ、怒り、思慕、罪責感、不安、孤独感、抑うつ、無力感など）、行動的反応（動揺、泣く、睡眠障害、話し言葉と思考の遅延、ため息、探索、故人を思い出す場所の訪問や品物の携帯など）の4つに分類することができる。

これらの反応は正常な反応であり、反応の表れ方や持続時間には個人差があり、多くの場合、反応の強さや頻度は時間の経過とともに減少していく。これらの反応が欠如したり、いつまでも続いたりする場合には、異常な悲嘆反応[8]と考えられる。

2 死別後の生活上の変化

[1] 経済的変化

患者が一家の世帯主であった場合、死別により、遺族の収入は大幅に減少するだろう。夫を失った若い未亡人は、収入を得るために、幼い子どもを預け、仕事に就くことを余儀なくされるだろう。また、高齢の未亡人は夫の死によって減少した年金に合わせて、生活を切りつめざるを得ないだろう。

経済状態の低下は、遺族の身体面や社会心理面に種々の影響を及ぼし、遺族の新たな生活（故人がいない生活）への適応を遅らせる[9,10]ことが指摘されている。すなわち、経済的問題をもつ遺族は、自分の健康を害するほど無理をしたり、故人の死を悲しむよりも生活の糧を得るために時間を使い、友人や親戚との付き合いを減らしたりする。このような状況は悲嘆のプロセスを遅延させ、友人や親戚からのサポートを得られず、新たな生活への不適応を引き起こす結果となる。

[2] 家族関係の変化

家族員を亡くした遺族は、家族内での役割変化や役割移行[11]、コミュニケーションパターンや家族機能の変化など[12]を経験する。

例えば、妻を失った若い寡夫は夫の役割を失い、子どもの父親としての役割に加えて、母親の役割や一家の主婦としての役割も担う必要が生じてくる。すなわち、その父親は仕事での役割を果たしながら、自分自身の悲嘆を克服し、子どもたちの社会的なニーズや情緒的なニーズを理解し、満たしていく必要が出てくる。親族や友人、職場より十分なサポートが得られない場合には、さまざまな役割や責任に重圧を感じ、葛藤状態に陥る可能性が生じ

る[13]。このように家族の一員を失うことは、遺族に役割変化を強いる結果となり、その役割移行が円滑に進まない場合には、家族関係に大きな歪みが出てくる。

家族員は家族としての適応や目標を達成するために、家族としての意思決定、情報伝達やコミュニケーション、種々のストレスへの対処、相互サポートなどを行っている。しかし、家族員の喪失により、家族内のコミュニケーションパターンや家族機能は変化する。例えば、家族内でコミュニケーションが円滑に進むように配慮していた母親を失うことにより、家族内で大切な情報（家族員のニーズ、家族対処が必要な事柄など）が伝わらなくなってしまう。家族員は、母親を失ったことに対し、互いに相談したり協力したりすることもなく、家族内の大切な決定も個々の家族員が判断してしまい、家族として力を合わせる方法を見出すこともできなくなってしまう。

[3] ソーシャル・サポートの減少

多くの遺族は、故人を通して得ていたサポートを失うことになる。例えば、妻を失った寡夫はこれまで妻を通して得ていた近隣者や友人からのサポートを失い、夫を失った寡婦は夫の同僚や仕事の関連で知り合った人々から得ていたサポートを失うことになるだろう。さらに、配偶者を亡くした人にとって、夫婦同士で付き合っていた人たちは、関係性が変わり近づきがたい存在になってくる。

このように、多くの遺族は、家族員の喪失と同時にサポート源も失うこととなる。特に、配偶者を失った高齢者にとって、新たなサポート源の獲得は難しく、サポート源の減少は死別後の適応に大きく影響し[14]、抑うつやモラルの低下、孤独感などを招く結果となる。

3 死別後の自己概念の変化

家族員との人間関係や家族内での役割を果たすことに自己存在の意味や価値を見出している家族にとり、その家族員との死別は重要他者の喪失だけでなく、自己意識の変化や自己存在の喪失をも意味する。例えば、在宅で終末期の夫を看取った妻は、「今まではずっと家で夫の面倒をみていました。夫は私がいないと寂しがるから、ほとんど外出もせず世話をしていました。今までは、24時間、自分が必要とさ

れていたのに、今はまったく必要とされなくなってしまいました。もう、今は家にいても何もすることもないし、何の役にも立たなくなってしまいました」と語っていた。

遺族のアセスメント

1 悲嘆状況のアセスメント

　死別後の悲嘆状況（悲嘆反応の強さや多次元性など）をアセスメントする一つの方法として、悲嘆尺度の活用も考えられるであろう。本稿では、米国で開発され、筆者が日本語版を作成したThe Texas Revised Inventory of Grief（TRIG）[15]を紹介する。日本語版TRIGはPart1:【亡くなった頃の感情と行動】（8項目：8～40点）とPart2:【現在の感情】（13項目：13～65点）の2つの下位概念から成り、下位概念ごとに合計点を算出し、点数が高いほど悲嘆反応が強いことを意味し、時間の経過とともに点数は低くなってくる。日本語版TRIGの信頼性・妥当性も検証されている[16]（**表1**）。

2 悲嘆のプロセスに影響する要因とリスク要因のアセスメント

　悲嘆に影響を及ぼす要因[17]として、①故人との関係、②故人との関係の質、③死の訪れ方、④過去の喪失体験・病歴、⑤遺族の個人的変数・特徴、⑥社会的変数、⑦併発的ストレス、が明らかになっている。これらの要因のアセスメントにより、死別後の悲嘆作業が円滑に進むかどうかを予測し、リスクの高い遺族を識別することができる（**表2**）。

3 複雑な悲嘆反応のアセスメント

　リスク要因をもつ遺族は、通常の悲嘆のプロセスをたどらず、複雑な悲嘆となることが多い。複雑な悲嘆とは、反応の強さや反応の持続期間に関連している。複雑な悲嘆反応を表す反応として、①慢性的悲嘆反応、②時期はずれの悲嘆反応、③誇張された悲嘆反応、④仮面悲嘆反応がある（**表3**）。

遺族ケアのあり方

1 遺族ケアは誰に対して行うか

　すべての遺族に対して遺族ケアは必要である。しかし、すべての遺族が専

〔表1〕日本語版 Texas Revised Inventory of Grief（日本語版TRIG）

Part 1：亡くなった頃の感情と行動
1. 私は、家族員が亡くなってから、特定の人々と折り合いよくやっていくことが難しくなった
2. 私は、家族員が亡くなってから、仕事（家事雑用や職場での仕事）をうまくこなしていくことが困難だった
3. 私は、家族員が亡くなってから、家族や友人、他の活動に対して関心がなくなった
4. 私は、故人がしたいと望んでいたことを私がする必要があると感じた
5. 私は、家族員が亡くなってから、いつもよりいらいらしやすかった
6. 私は、家族員を亡くしてから3ヵ月間、普段やっていたことがいつものようにできなかった
7. 私は、家族員が私を遺して逝ったことに対して、腹がたった
8. 私は、家族員が亡くなってから、よく眠れなかった

Part 2：現在の感情
1. 私は、亡くなった家族員のことを思うと、今でも泣いてしまう
2. 私は、亡くなった家族員のことを思うと、今でも気が動転する
3. 私は、家族員の死を受け入れない
4. 時々、私は家族員がいなくなってとてもさみしく思う
5. 私は、亡くなった家族員の思い出を思い起こすことは、今でもつらい
6. 私は、亡くなった家族員に関する思いに気をとられている
7. 私は、亡くなった家族員のことを思う時、涙を見せないようにしている
8. 私の人生で、亡くなった家族員に代われる人は誰もいないと思う
9. 私は、亡くなった家族員のことを考えずにはいられない
10. 私は、家族員が死んだことは不公平であると思う
11. 私の周囲にある物や人々が、今でも亡くなった家族員を思い出させる
12. 私は、亡くなった家族員の死を受け入れることができない
13. 時々、私は今でも亡くなった家族員のために泣かないではいられない

※回答の仕方：項目ごとに、5段階の選択肢（5：全くそのとおり、4：ほとんどそのとおり、3：どちらともいえない、2：ほとんど違う、1：まったく違う）から、最もあてはまる選択肢を選び○をつける。

＜出典＞TRIGはFaschingbauer, T.R., Zisook, S. & DeVault, R.：The Texas Revised Inventory of Grief, Biopsychosocial aspects of bereavement, p.111-123, Washington, DC, American Psychiatric Association, 1987. より。日本語版TRIGは筆者が作成。

門職からの一律の援助を必要としているわけではない。

経済性や実現可能性を考慮して、特に気がかりな遺族やリスクの高い遺族に対して遺族ケアを提供できるシステムの構築が必要であろう。

2 遺族ケアはどのような時期に行うか

遺族ケアの有効な時期に関して、検証されているわけではない。供養との関連や既存研究の結果から、遺族ケアの時期について私見を述べたい。まず供養との関連では、遺族は四十九日の法要頃までは供養や手続きなどで用事も多く、また親族や友人の訪問もあり、気分が紛れていることが多い。その後、親族や友人の訪問も少なくなるにつけ、遺族は家族員の死の現実に向き合う機会が多くなり、さまざまな悲嘆反

〔表2〕悲嘆のプロセスに影響を及ぼす要因とリスク要因

要因	内容
故人との関係	故人が誰であるか、すなわち配偶者、親、子ども、兄弟姉妹であるかなど ＜子どもを失った親＞
故人との関係の質	①愛着の強さ（悲嘆反応は愛着の強さに比例して強さを増す）、②愛着の保証（遺族の幸福にどれくらい必要な人であったか）、③関係の両価性（故人に対してポジティブな感情とネガティブな感情の両価的な感情が存在する場合、悲嘆のプロセスは円滑には進まない）、④過度の依存関係、⑤故人との葛藤（生前の葛藤が解決できていない場合、悲嘆のプロセスに否定的な影響を及ぼす）など ＜愛着の程度が強い、依存度が非常に高い、両価性の関係がある＞
死の訪れ方	①死に方（老衰、病死、事故死、自殺、他殺）、②死の形態（予測できる死、突然死）、③死を取り巻く状況（病気の期間、病気の種類、死に至った責任の有無）など ＜自殺、他殺、事故死、エイズによる死＞
過去の喪失体験・病歴	①過去の喪失体験で適切な悲嘆を体験したか、②過去の喪失に対して未解決な問題が残っていないか、③精神疾患の病歴の有無など ＜過去の喪失体験が未解決、抑うつ的な疾患の病歴＞
遺族の個人的変数・特徴	①年齢、②性別、③ストレスへの対処、④否定的な自己イメージ、④依存的な人、⑤他者との関係のもち方など ＜小さい子どもを抱えている若い女性、自責感や自己非難の強い人＞
社会的変数	①ソーシャル・サポートの有無、②経済的要因など ＜低所得者層、ソーシャル・サポートの欠如、仕事をもっていない＞
併発的ストレス	死後に引き起こされる変化と危機 ＜重複する喪失や他の人生の危機が同時に存在すること＞

※＜　＞内は、悲嘆作業が困難に陥りやすい遺族を識別する要因を示している。

〔表3〕複雑な悲嘆反応

複雑な悲嘆反応	反応の表れ方
慢性的悲嘆反応	持続期間が極端に長すぎて、いつまでも解決されない場合を言う。悲嘆を経験している遺族自身が、悲嘆に終わりがないと感じている。
時期はずれの悲嘆反応	抑圧された悲嘆反応や遅延した悲嘆反応とも言われ、喪失時の悲嘆反応が十分でなかったために、現在の喪失（退職、知人の死など）が引き金となって、以前に起こった喪失（配偶者の死など）に関連した悲嘆反応が表れる場合を言う。
誇張された悲嘆反応	通常の悲嘆反応を非常に激しく体験している人が、感情に圧倒されて不適応行動に出てしまう。これらの不適応行動は、臨床上のうつ病と診断されたり、不安がパニック発作や恐怖症状の行動として経験されたり、アルコール依存症や薬物乱用になったりする。
仮面悲嘆反応	通常の悲嘆反応が表れてこない場合を言う。しかし、このような悲嘆は、身体的な症状や心身症として、あるいは不適応行動として表れてくる場合が多い。

応を体験している。既存研究[18]から、死別後の適応の指標の1つである抑うつ症状は死別後1ヵ月頃より出現し、1年後には10～20％まで減少することが明らかになっている。

　遺族ケアを提供する時期、すなわち遺族が援助を必要としている時期として、四十九日の法要から一周忌頃までが目安になると考えられる。

3 遺族ケアにはどのような援助が必要か

[1] 援助関係を築く

　患者の療養中より家族と援助関係が成立している場合は継続的に、成立していない場合には相互に尊重する関係を築くことが基本である。坂口は、ケアを提供する者の言葉や態度が遺族の心を傷つける可能性があることに留意し、細心の注意を払うと同時に、遺族にどのように受け取られているか敏感である必要があると指摘している[19]。

[2] 死別後の遺族とのコンタクト

　遺族に対し、慰めの言葉や思いやりの心を伝えることと死別後の様子をうかがう目的で、電話での連絡や手紙（カード）を送付することができる。この方法により、特に気にかかっている遺族やリスクが高いと予測される遺族に対して、援助の提供を伝えることが可能となる。

[3] 遺族への情緒的サポートの提供

・遺族の話に耳を傾ける

　遺族が手続きのために病棟を訪れた時や、こちらが家庭を訪問した時に、遺族が死別に伴い経験しているさまざまな感情や生活上の困難など、遺族が聴いてほしいと思っていることに耳を傾ける。

　悲嘆反応を経験している遺族の中には、自分の反応は異常なのではないか、気が変になってしまうのでないかと不安を感じている遺族もいる。そのような場合には、通常の悲嘆反応について説明することにより、自分の反応は正常であると理解し、安心できるかもしれない。さらに、遺族は気持ちを聴いてもらうことにより少しは楽になり、死の現実に向き合っていくことを可能にするかもしれない。

・各々の遺族のペースに合わせる

　一つの家族の中でも、家族員によって発達段階や、故人との関係、死別後の生活への影響の違いにより、悲嘆の表れ方や持続時間に違いが生じる。そのため、家庭内で早く元気を出すよう

に励まされたり、悲しみの感情を遮られたりすることがある。そのような場合、他の家族員に対しても、悲嘆からの回復は時間のかかる過程で、その進み方に個人差があることを説明し、理解を得るようにする。そして、各々の遺族のペースに合わせて支援していく。

[4] 問題に対処できるように支援する

故人が果たしていた家庭内の仕事に関する役割の移行、直面している問題（事務処理や家事、経済的問題など）に対して、具体的にどのように対処していくかを話し合う。

そして、直面している問題により、食事の支度や買い物を手伝ってくれる人の導入や、生活技術の習得を目的とする支援、社会資源に関する情報の提供や活用を支援する。

[5] 自己の変化を認めるよう促す

多くの遺族は、死別後、自尊感情の低下を経験している。しかし、悲嘆の苦痛に耐え、直面する問題に対処していくにつれ、新たな感情や自己イメージが生じてくる。そのような自己に対して認めていくように勧める。

おわりに

現在、遺族ケアはホスピス・緩和ケア病棟を中心として実践され、成果を上げてきている。しかし、多くの患者は一般病院で死を迎えており、一般病院や在宅ケアを提供している施設において遺族ケアの取り組みを行っていくことが必要であろう。

現状において、遺族ケアを根づかせていくには、2つの主要な課題がある。第1の課題として、どのようにすれば、遺族が悲嘆のプロセスの苦痛に耐えやすくなり、遺族の成熟と新たな生活への移行を円滑にすることができるかを検討していくことである。第2の課題は、費用を誰が負担するかである。すなわち、遺族ケアは現在の社会保険制度の中では診療報酬上の評価はないため、無報酬あるいは遺族の金額負担で行わざるを得ない状況である。この課題に対する取り組みとして、遺族ケアの必要性を行政や医療者、一般の人々にアピールしていくことが必要であろう。そして、一つの方向として、遺族ケアを遺族の健康障害を予防し健康を増進していくための"保健対策事業"として位置づけていく可能性を探るこ

とも可能だろう。

　遺族ケアを推進していくための課題は大きいが、日本文化に根ざした遺族ケアのあり方を検討していく必要がある。

＜家族看護4(2), p.6-13, 2006より＞

引用・参考文献

1) Clayton P.J.：Bereavement and depression. Journal of Clinical Psychiatry, 51, p.34-38, 1990.
2) Parkes C.M.：Bereavement as a psychosocial transition；Processes of adaptation to change, p.91-101, Cambridge University Press, New York, 1993.
3) Duran A., Turner C.W., Lund D.A.：Social support, perceived stress, and depression following the death of a spouse in later life, Older Bereaved Spouses, p.69-78, Hemisphere Publishing, New York, 1989.
4) Zandt S.V., Mou R., & Guarnaccia C.A.：Mental and physical health of rural bereaved and non-bereaved elders；A longitudinal study.In DA Lund, Older. Bereaved Spouses, p.25-35, Hemisphere Publishing, New York, 1989.
5) Kaprio J., Koskenvuo M., Rita H.：Mortality after bereavement：A prospective study of 95, 647 widowed persons, American Journal of Public Health, 77, p.283-287, 1987.
6) 坂口幸弘, 柏木哲夫：死別後の適応とその指標, 日本保健医療行動科学学会年報, グリーフケアの行動科学, vol.15, p.1-10, 2000.
7) Worden J.W./鳴澤實, 大学専任カウンセラー会監訳：グリーフカウンセリング　悲しみを癒すためのハンドブック. p.13-23, 川島書店, 1993.
8) 前掲7), p.87-99.
9) Steel L.：Risk factor profile for bereaved spouses, Death Studies, 16, p.387-399, 1992.
10) Sanders C.M.：Risk factors in bereavement, p.255-267, Cambridge University Press, New York, 1993.
11) Stroebe M.S. & Stroebe W.：The mortality of bereavement, p.175-195, Cambridge University Press, New York, 1993.
12) 鈴木和子, 渡辺裕子；家族看護学　理論と実践　第3版. p.274-295, 日本看護協会出版会, 2006.
13) Schuster, T.L. & Bulter, E.W.：Bereavement, Social networks, social support, and Mental Health, p.25-35, Hemisphere Publishing, New York, 1989.
14) Stylianos, S.K. & Vachon, M.L.S.：The role of social support in bereavement, p.397-410, Cambridge University Press, New York, 1993.
15) Faschingbauer, T.R., Zisook, S. & DeVault, R.：The Texas Revised Inventory of Grief. In S. Zisook(Ed). Biopsychosocial aspects of bereavement, p.111-123, Washington, DC, American Psychiatric Association, 1987.
16) Suzuki, S.：Reliability and validity of the Japanese versions of grief, quality of past relationship with the deceased, and social support measures in Japanese elderly widowed persons.(博士論文)
17) 前掲7), p.40-44.
18) Shuchter, S.R. & Zisook, S.：The course of normal grief, p.23-43, Cambridge University Press, New York, 1993.
19) 坂口幸弘：配偶者を亡くした人へのサポート, ターミナルケア, 11(1), p.18-22, 2001.

退院という課題に取り組む家族への看護のあり方

野嶋 佐由美 Nojima Sayumi　｜　高知県立大学副学長/看護学部教授

はじめに

「退院計画の中での家族の位置づけ」について論じようと考え始めたのは、退院計画が社会的課題として、戦略として推進される過程の中で、「家族がどのように位置づけられ、そしてどのような影響を受けてきたのだろうか？」、また「退院計画の中で、看護者は家族をどのように捉え、どのような支援をなし得てきたのだろうか？」と疑問をもったからである。本論文は、筆者がかつて、脱施設化に対して疑問をもちながらも[1]、精神障がい者の社会復帰、地域に復帰することを目標としていた時に、どのように家族を捉え、どのように支援するべきであったかを再考する機会ともなった。

本稿では、①家族が退院をどのような思いで体験をしているか、そして②退院指導・退院計画と家族に関する文献の動向を探り、歴史的展開をみていく中で、退院において「家族の捉え」を明らかにし、さらには、③退院という課題に取り組んでいる家族に対して、どのように支援をしていくことができるかを検討する。

退院という課題に直面する家族の経験

退院は家族にとって嬉しい反面、さまざまな事柄が心配でもある[2]。「在宅療養で病気が悪化するのではないか」「うまく介護ができるだろうか」「誰が介護を中心に担っていくのか、他の家族員は協力してくれるだろうか」「自分の身体は大丈夫だろうか」「仕事は続けられるだろうか、介護にかかる費用を払っていけるだろうか」などと心配をしている[3,4]。

1 再発・悪化の防止ができるだろうか？

特に医療依存度が高く、在宅での病気管理が必要である場合、再発・再入院が想定されれば、退院が家族にとっては、大きな脅威となるであろう。極端な場合には病院に見放されたとの思いを抱くであろう。患者自身も、病気悪化への不安や家族員に迷惑をかけるのではないかとの罪責感など、在宅療養をめぐってさまざまな情緒的反応を示していると言えよう[3,5]。そして、退院後も、安心して在宅で訪問看護師などの医療専門職者から医療的処置を受けることができるだろうか、緊急時などに家族で対応することができるだろうかなどを心配している[4,6]。

2 介護ができるだろうか？

患者のADLレベルが低く、大部分のADL介助を家族が行わなければならない場合、また退院が急に決定されるなど介護に関する知識・技術が十分備わっていない場合には、退院が家族にとっては、大きな脅威となるであろう。

何らかの障害をもつ病者が退院する際、家族がいかに退院という状況に適応できていけるかは、介護の必要度や家族の介護力などにかかっている[7]。介護の必要度とは、病者のADLの自立の程度や徘徊などの問題行動の有無や判断力、病態や症状の程度、医療依存度などである[6,7]。家族は、介護の必要度を見極めながら、病者のADLに応じて介助を行っていかなければならない。その中で、家族は介助における知識・技術面での心配、また介護者自身の体力面などの自らの介護力への不安をも抱えている。

3 介護をしながらの生活をマネジメントできるだろうか？

病者の退院は、家族に生活のリズムの乱れや時間の拘束などの「暮らし方」に大きな変化をもたらす。そのため家族は、介護に伴う家庭内役割の変更、社会的交流や仕事の変化とそれに伴う経済的な問題など多岐にわたって心配もしている[4,8]。また病者との人間関係や介護をめぐっての他の親族との人間関係などにおける心配もあろう。特に介護者が高齢であったり、病気を抱えていたりする場合、副介護者がいなければ、介護をしながらの生活のマネジメントへの心配もより強くなるであ

ろう。また病者自身も、入院が長期化している場合には、自分の居場所があるだろうかといった不安など、さまざまな情緒的反応を示している[9]。

4 退院後も助けてくれる人がいるだろうか？

「これから先ずっと病気の家族員を抱えながらやっていけるのだろうか？」など、不確かな将来に対する不安、孤立感や無力感は深刻である。退院が決定した後、家族は、家族内での協力体制はあるだろうか、社会資源の活用や社会復帰、また転院先病院や施設入所などの療養の場に関する相談ができるサポート源があるだろうかなどの不安をもっている[3,4,10]。また自分の不安などを聴いてくれる人がいるだろうか、精神的なサポートになる人がいるだろうかなどの心配[11]や、家族自身が介護により、自由な時間がなくなり、友人などとのつながりを維持していくことができるだろうか、といった不安をもつ家族もあるだろう。

以上のように、家族は、退院してからの病気や介護をマネジメントする自信がなく、また退院後の生活を再構築していける見通しもないため、孤立感、無力感を経験していると言えよう。しかし、家族は、このようなやり場のない思いを誰かに聞いてもらいたいと思いながらも、自分の感情を表出できずに退院の準備をしている[12]。

退院指導・計画における家族の位置づけ

1983年より2000年の期間において、医中誌で「退院指導」「退院計画」をキーワードとして検索し、退院指導・退院計画と家族に関する文献を探った結果、以下のような動向が明らかになった。

1 退院指導の開始期

退院に関する援助の場における家族の位置づけは、1982〜89年が第1期と解釈をすることができよう。

83年以降で「退院」を取り上げた文献では、退院指導を行っていく上で必要な知識・技術の紹介や実践への活用に力点がおかれており、特に第一義的な対象者である患者本人に対しての知識・技術の指導や教育に主眼が置かれている。年度を重ねるにしたがって、

一般的な知識の普及から、患者を生活体として捉える視点を基盤として「個別性」を重視したアセスメントや看護支援のあり方が論じられるようになった[13]。

例えば、酒井は、セルフケアという視点から、特に看護者を始めとする医療者の一方的な退院指導にならないよう警告を発し、「退院指導の主役は患者」であると主張している[13]。この流れの中で、必然的に家族が注目され、家族を活用する姿勢が顕著である。先に挙げた酒井は、「患者に退院指導をするだけでは十分ではない。セルフケアができない患者には患者の協力者として家族にも退院指導が必要である」[13]としている。

その他にも、「退院指導を行い患者に安心感を与える」[14]や「日常生活指導を患者と同様に行った方が良い」[15]などといったものが多数認められる。すなわち「本人が療養生活を行うために家族が必要である」という主張が中心となっている。

以上のように、第1期は退院指導という理念の下で、患者の退院指導を推進していく上で、資源としての家族を理解し、家族を活用しようとする試みの始まりである。家族を「資源」あるいは「支援者」として捉えている時期である[16]。

2 退院指導の充実・退院計画の導入期

第2期は90年代で、退院指導の考え方が中心で、退院計画の考え方の導入時期に当たる。

93年にはディスチャージプランニングのシステム化に関する研究が報告され、94年には、看護職が退院調整の役割を担う必要性を掲げ、退院調整看護婦を設置する病院もみられた。また94年に「退院時指導料」が算定され、退院計画が診療計画の策定によって加速された。このような流れを受けて、森山[17]や島内[18]らは積極的に看護界に退院計画の考え方を紹介している。

また、疾患や症状別の退院の指導を中心とした文献から、退院時の患者・家族のニーズや家族の介護力や介護負担についても関心がもたれるようになった。さらに、病院から地域への移行期が重要な鍵を握ることが判明し、「ケアの継続性」「多職種チームアプローチ」が重視され、看護職の役割の明確化や他職種との協働、社会資源の

利用について、多くの文献が紹介されている[8, 10]。

この時期は、家族は退院によりさまざまなストレス、介護負担がもたらされる主体としての捉え方が強調されている。たとえば正木は「家族の一員が慢性病を患ったときに、何らかの波紋が家族員に広がる。慢性病のセルフケアを継続していくためには、必要な知識や技術を学んで身につけていくことが課題となるばかりでなく、その人の生き方や希望との折り合いをつけていくことも必要となる」と述べている[19]。

家族が資源であるとしても、介護者を「その人の生活」を含めた捉え方、生活者としての視点が導入され、また、アセスメント内容としても、「入院による家族の変化」などが含まれ、介護者としての家族にも、介護負担の軽減に向けて積極的な働きかけが含まれている[20, 21]。

3 退院計画の発展・定着期

97年の診療報酬の改定により「退院時指導料」が「退院指導料」に改定され、またこの後に「退院計画」の文献が増加した。そして2000年に入り、早期から病院・在宅・地域をより有機的に結び付ける必要性について論じたものが見られるようになっている[18, 22-24]。

家族の捉え方としては、家族を全体として捉える視点や家族の主体性を重視する視点が強調されるようになった。そして、退院を推進していく場合に、家族を全体として捉え、退院に向けて援助していく対象であると考えられるようになった。具体的には「発症による家族の機能変化」などシステム的視点の導入とともに、家族アセスメントの視点も発展した。

また、患者・家族が単に指導を受けるだけでなく、カンファレンスに参加し、自分たちで決めていく主体者となることが、今後の課題であると主張する文献が見られるようになった。たとえば本道らは意思決定について「利用者側の意思決定への支援は、まさに利用者側がインフォームド・コンセントを得るための支援である。……利用者は医療を主体的に選択でき、主体的な療養生活を選択できる。すなわちQOLの向上である」と述べている[25]。

退院計画が導入されることによって、①患者・家族の積極的な参加から、

家族の意思決定への援助が必要であること、②早期から患者・家族に関わる退院を想定した情報収集やアプローチが必要であることが認識されるようになった。

このように家族看護学の理念や考え方が紹介され、家族をシステムとして捉えることの重要性は定着しつつあるが、この考え方が看護計画の中に、具体的なアプローチ論としては結晶化されていない[26]。つまり退院をすることは、「患者が病院から地域・自宅に移行すること」とされ、それを取り巻く家族もまたケアの対象として捉えるとの考え方までは普及しつつあるものの、「患者の障害や健康問題から派生するセルフケア行動レベルや範囲の移行」に合わせて家族の生活を調整し、再構築をしていくという視点までは至っていない。家族に対しては情緒的支援と介護技術の教育、役割調整、社会資源の活用という働きかけが統一性に欠け、一つのパラダイムのもとに結晶されていないのである。

退院の課題に取り組む家族に対する支援

退院という移行に伴う深刻な問題に直面をしている家族は、歴史的には「退院をする家族員を支援する資源」として、次に「退院をする家族員を引き受け、介護負担を経験している家族」として捉えられ、最近は「退院後の生活を主体的につくっていくことを求められる家族」として考えられるようになった[4, 27]。

退院計画は「生活の場が移行しつつある患者・家族」の「その人らしい生活・その家族らしい生活を支える」ことであるが、家族看護学は、「病をもった人とともに生きる家族が健康的な生活を営む力を高める」ことを目指している。それには退院を乗り越え、生活の再構築を行おうとしている家族に対する家族看護のパラダイムを構築する必要があると考える。

退院という課題に取り組んでいる家族に対する看護は、①家族の体験を理解すること、②家族との援助関係を形成すること、③退院に向かう患者と家族をアセスメントし、家族像を形成すること、④退院計画の中に、家族に対

する援助方法を明示することが必要であろう。アセスメントの視点として大切なことは、家族の問題点を抽出するのではなく、家族のもっている力や強み・長所を見出そうとする姿勢であり、援助方法の方向性は、家族のもつ力と主体性を最大限発揮できるよう、強みをより活かせるよう支えること、すなわち家族をエンパワーメントしていくことである[28,29]。

ここでは、退院という課題に取り組む家族への援助方法について論じる。

1 家族の生活の再構築

看護は、伝統的に健康問題から派生してきた生活・療養生活を支援すること、および疾病予防の視点から健康な生活を支援することから発達してきた。そして、保健師助産師看護師法においても、療養上の世話を業務独占としているように、家族看護においても、看護者が支援するのは健康や健康障害と関連している家族生活であり、退院という出来事から影響を受ける家族の生活を整えていく必要がある。

病気をもつ家族員の退院は、家族に病気管理や病者の日常生活動作に対する介助、生活時間の再編や社会的交流の狭小化など、日常生活に様々な問題をもたらす[2]。そのため家族は、家族および家族員個々の日常生活活動や家族の関係性、他者との関係性などを調整し、家族の生活を再構築していかなければならない。看護者として、退院という新たな状況に家族が直面した時に、家族が家族の生活システムを組み替え、適応していけるよう働きかけ、新たな生活を再編していけるよう支援していくことが重要である[30,31]。

例えば、糖尿病患者など、食事療法を必要としている病者とともに生きる家族の場合には、食事療法を的確に行うために、家族全体の食生活や生活パターンを調整することが求められる。家族の中に健康障害をもつ人を抱えることは、家族全体の生活を変化させ、同時に、家族員個々の生活のありようも患者本人に広範かつ円環的に影響し合うからである。

したがって、看護者として、患者の療養を中心としながらも、家族生活を多面的に捉え、家族全体に働きかけることが重要である。看護者は、家族が家族全体の生活にも目を向け、家族らしい、健康的な家族生活を維持・増進していくことができるように、家族と

協働関係を結びながら生活者としての家族を支援していく必要がある。

家族セルフケアの考え方からは、家族は〈家族セルフケア能力〉に基づいて〈家族セルフケア行動〉をとり、そして歴史性をもつ家族は、家族セルフケアを評価しつつ、修正をし、円環的なプロセスをなして、家族生活が営まれていると想定する（**図**）。つまり家族は自らセルフケア能力をもち、判断し、状況に適合しながら、家族の日常生活を営むという行動をとっている[32-34]。

家族員の退院は家族の日常生活、すなわちセルフケア領域を再編することが求められる（**表**）。「家族の生活とは何か」「家族のセルフケアとは何か」「家族の食生活とは何か」というように、家族全体を視野に入れて、家族のセルフケアを推進する計画や介入を考えていくことが必要である。

例えば、脳血管障害の患者を迎える家族では、病者の食事介助や排泄介助など、病気管理・日常生活管理をしていくことが求められるようになる。病者のセルフケア向上を目指しての看護の働きかけにおいては、〈十分な食事摂取ができるか〉〈排泄は〉といった

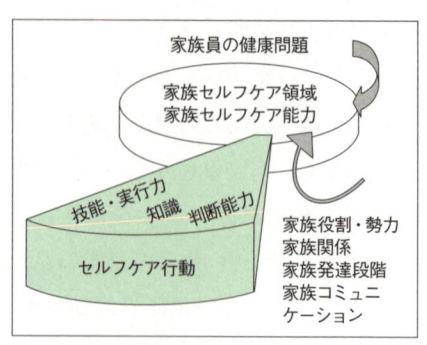

〔図〕家族セルフケア

セルフケア領域の視点からアセスメントし、病者のセルフケアの向上を目指した看護の働きかけが中心課題となってくる。

一方、家族全体を視野に入れて、家族のセルフケアを推進する計画や介入を考える時には、病者だけではなく、家族・介護者の〈食事〉〈活動と休息〉などにも視点を向け、介護者自身が、食事介助のため食事のリズムがずれてしまっていないか、介護中心になったために十分な睡眠がとれていないのではないか、妻の体調はどうだろうかなどを考慮しつつ、家族のセルフケアを推進する計画や介入を計画する必要がある。

退院後も何らかの介護が必要な家族員に対し、介護保険制度等による在宅支援サービスがある。制度の趣旨は「医

〔表〕病者を抱えない通常の家族の生活行動（セルフケア行動）

1) 十分な空気・水分摂取の維持
家族は居住空間を共にし、生きていく上で重要な水・空気を快適に保つための行動をとる。
具体的には室内の換気、室内の温度・湿度の管理、タバコなどの嗜好品の管理、周辺の大気汚染の状況把握、上下水道の管理、浄水器の使用などによる飲み水の安全の確保などが含まれる。

2) 十分な食物摂取の維持
家族は、家族員の食物摂取、特に栄養状態の維持に大きな責任をもつ。
栄養バランスのとれた食事摂取を維持するために、具体的には規則正しい食生活の維持、買い物、食事の準備、献立、外食の調整、食生活についての意識の啓発等を行う。

3) 排泄過程、排泄、清潔に関連したケアの提供
家族は家族員の衛生管理を促進し、また家庭生活の衛生管理を行う。
個人の衛生管理の具体的な例としては、歯磨き、身だしなみ、入浴、排泄などの衛生習慣を家族員が守っているかどうかを監視すること、必要があれば指導し援助すること、個人衛生についての意識を啓発することなどがある。

4) 活動と休息のバランスの維持
家族は家族員の活動と休息を促し、また、家族単位での休息や活動を行っている。
規則正しい生活リズムを守る、十分な睡眠や適度な運動を促す、家族でくつろぐ時間を設ける、家族でレクリエーションを行う、などの行動が含まれる。

5) 孤立と社会的相互作用のバランスの維持
家族は個人のプライバシーを守り、また家族としての相互作用をもち、家族単位での社会活動を行う。
例えば、一人になり考える場所を確保する、家族水入らずの時間をもつ、近隣や親族と家族ぐるみのつき合いをする、家族で地域活動に参加する、などの行動をとる。

6) 生命、機能、安寧に対する危険の予防
家族は、家族員の病気の予防のための行動をとる。また、普段から病気に備え、家族員が病気になれば、それに対処する。
定期検診、体力づくりなどの保健予防活動の実施、周囲の環境上の危険性の除去、健康についての意識の啓発などを行い、病気の予防をしている。また、家族の病歴管理、常備薬の準備、ホームドクターをもつなどして病気に備え、病気になったときにはその対処を行う。

7) 正常な家族の維持
家族は何らかの問題に直面しても、普通の生活を維持しようとする。
たとえば家族で協力し合う、役割を代行する、周囲に家族内の問題を知られないようにするなど、問題に柔軟に対応して普通の生活が営めるような行動をとる。

<出典>宮田留理：家族の保健機能としてのセルフケア能力, 看護技術, 40 (13), p.1451, 1994.

療・保健・福祉の総合的サービスの自由な選択」であり、家族が自分たちで自分たちらしい生活を再構築するために、より必要なサービスを選択することが望まれる。

　看護者は、その家族にとっての「退院」「介護すること」の意味を把握し、家族の生き方や価値観を認めながら、介護によって生活時間の再編が余儀なくされる家族に対して、日常生活のスケジュールをともに考えたり、適宜社会資源の導入を検討することで、家族自身の時間を確保するよう支援したり、余暇や人との交流を楽しむことができるような日課の調整などを行っていくことも必要となろう。また、家族が退院前に学習したことを、退院後の生活で確実に活かすことができるよう、看護者は家族を中心にして、訪問看護師やかかりつけ医などとのネット

ワークを形成することが重要であり、そのネットワークを家族自身がより発展させていけるよう支援することも必要と考えられる[9,12]。

このように、患者だけでなく、他の家族員一人ひとりのセルフケア行動やセルフケア能力はどうかといった視点や、家族全体としてはどうかといったように、家族を1単位として捉えてセルフケア行動・能力をみていくことが、家族をケアの対象とした時には必要となる。

2 家族を対象とするコンフィデンス（confidence）を高める教育

従来の退院指導は、患者への療養法の指導に焦点が当てられ、家族は患者への教育の一部分を患者とともに学ぶといった位置づけで行われていた。また、退院指導において、患者が療養法を家庭で継続できることが最重要課題であり、そのためには家族がそれまでの生活スタイルを変えて、患者の療養生活に合わせることは当然であるという、家族を「患者を支える資源」としてみなした指導が行われてきた傾向がある。

しかしながら、家族にはそれまで培ってきた家族としての生活スタイルがあり、それを変更することは容易なことではない。まして従来の退院指導のように、療養法に関する知識と技術の習得に焦点が絞られた内容では、療養法を家族の生活の一部、あるいは習慣とするために、家族全体の生活の再構築や患者の病状の変化にともなって生じる生活の再編を支援することには至らないであろう。家族に対する退院指導を行う看護者は、家族を患者を支える資源として捉えるのではなく、患者と同じように生活の建て直しが必要な集団として捉え、それらに必要な知識や技術を教育するとともに、家族全体が療養法の学習プロセスを通じて、家族内のコミュニケーションを深め、家族員が互いの絆を強化し、家族としての問題解決能力を高めるようアプローチしていくことが求められる。

家族に対する教育的なアプローチで重要なことは、家族をケアの対象として位置づけ、知識の伝達、情報提供のみならず、「家族が病者との生活に対処することができる」というコンフィデンスの育成を図ることである[35]。

退院においては、病者の病状が安定し、症状のマネジメントが可能となれ

ば、退院準備になると一般的に考えられているが、家族が退院後の生活についてコンフィデンスをもつことも重要となる。介護者や家族自身が自分たちは退院してからの介護をうまくやっていけるという介護コンフィデンスをもつことは、病者とともに生きていく状況に対処し、乗り越えていく場面での大きな力となる。家族は、在宅生活の中で病者の症状や体調をマネジメントしながら、自らの日常生活の調整を保つコンフィデンスを高めていく必要がある。症状マネジメントや介護にコンフィデンスがもてるように家族教育を行い、的確な判断力を修得できるように家族を支援することが求められる[36]。

家族教育の第一歩は、家族が健康障害や退院という現実をどのように受け止め、学びに対するニードがどの程度あるかを把握することである。家族のニードや準備性に添った教育を行うことで、初めて家族のコンフィデンスを高めることができよう。そして、家族教育では、家族が自らの状況を現実として認識し、行動変容が必要であることを認識することが出発点となる。健康問題や退院によって自分たち家族の生活が変化したことを現実的に認識し、問題に直面する前に、また実際に退院して家庭生活を再開する前から、具体的に現実を認識し、イメージ化していくことは重要である。

学習の目標を設定し、家族への教育内容や学習方法、実施のタイミングなどを決定して実施し、そして最終的に学習の効果や教育内容と方法などについての評価を行うことが必要である。家族への教育を行うことによって、健康問題を自分たちの力で乗り越える力を高め、家族としてのコンフィデンスをもつことができるようになるであろう。

コンフィデンスを高める家族教育では、失敗体験を避けること、適切なフィードバックを行うことが重要である。看護者は、往々にして患者や家族に対して望ましい行動や結果を伝えることはあっても、家族の行動のよい点を捉え、言語化して返すことはあまり行っていない。動機づけや行動変容を促し強化していくためには、肯定的なフィードバックを行うことが必要である。またそれは、在宅に移行した後に、家族が動機や学習内容を実生活の中で維持していくことにも影響する。反対

に、家族が懸命に取り組んだにもかかわらず、期待する結果が得られなかった時には、どこをどのように修正すればよいのかを細かく具体的に返し、次への課題を明確にすることが必要であろう。

そして、常に家族の状況をアセスメントし続けることが重要である。家族は、家族員が病気に罹患したことによって、衝撃や混乱、不安、怒りなどさまざまな感情を体験しながら、治療や病状管理の方法を決定したり、新たに学んだりしなければならない。このように揺れ動いている中で、学習に対して十分な動機づけをもつことは、容易ではないだろう。しかしながら、短い入院期間で家族が現実を直視し、十分に動機づけられるまで待ち続けることは難しい。したがって、少しの動機づけであっても、それを維持し、さらに高められるように配慮しながら実行しなければならない。そのためには、家族が知っていることから始め、「これならできる」「やっていける」と感じられるようにすることが必要であろう。十分に動機づけがされていない状況での失敗体験は、家族のコンフィデンスを喪失させるばかりでなく、せっかくの学習への動機付けを低下させる可能性もある。

また、退院後の失敗体験を最小限にするために、緊急時・急変時の対応方法については、特に十分な学習を促すことが必要であろう。具体的な自分の行動レベルがイメージ化できるよう学習し、対処できるよう準備を整えることは、緊急事態発生時の対処が成功体験に結びつくと考えられる。

以上のような点に留意しながら教育的な働きかけを行いつつ、常に家族の動機づけや準備性をアセスメントして、柔軟に計画を修正、変更しつつ、実行していかなければならない。

おわりに

退院という課題に取り組んでいる家族は、退院後の生活や療養生活を乗り切れるという見通しや自信がなく、不安定な状況に置かれている。病者とともに生きる家族自身の日常生活リズムの維持や健康管理、社会的交流の維持など、家族が介護にのみ翻弄されるのではなく、これまでの家族の生活を守り、家族自身が在宅療養を行いながらも、家族自身のセルフケアを維持し、

生活調整していくことが求められよう。

　そのためには、家族看護学に基づいた看護では、①家族の体験を理解すること、②家族との援助関係を形成すること、③退院に向かう患者と家族をアセスメントし、家族像を形成すること、④その家族に適合した、家族の生活を再構築する方法やコンフィデンスを高める家族教育の方法などを具体的に退院計画の中に組み込んでいくことが必要である。すなわち、家族のもつ力と主体性を最大限発揮できるよう、家族をエンパワーメントしていくことである。

＜家族看護2(1), p.6-15, 2004より＞

引用・参考文献

1) 野嶋佐由美：アメリカ合衆国における脱施設化運動の影響, 高知女子大学紀要, 自然科学編第36巻, p.74-80, 1988.
2) 野中映子：患者・家族にとっての「在宅」の意味, 臨床看護, 24(1), p.96-100, 1998.
3) 渡辺裕子, 鈴木和子：退院時の家族の不安への援助, 看護学雑誌, 59(10), p.970-973, 1995.
4) 宮本愛, 山辺英彰：在宅療養に対する意識と看護に求める役割・援助, 日本看護研究学会雑誌, 23(4), p.73-83, 2000.
5) 藤田冬子, 奥野佐千子, 富永治美：要介護老人を抱えた家族の退院に伴うストレスの克服(第1報)　家族対処方策に焦点をあてて, 臨床看護, 24(14), p.2251-2264, 1998.
6) 二木立：脳卒中患者が自宅退院するための医学的・社会的諸条件, 総合リハ, 11(11), p.895-899, 1983.
7) 千田みゆき：病院から在宅へつなぐ看護, 臨床看護, 24(1), p.9-17, 1998.
8) 堀越由紀子：退院計画に必要な要素；退院に関する問題のアセスメントと社会資源, 看護技術, 44(7), p.696-705, 1998.
9) 深野木智子：高齢者の退院をめぐる家族の事情, 看護の事情　地域資源の活用と在宅療養への導入, 月刊ナーシング, 16(1), p.37-43, 1996.
10) 石川りみ子, 崎原盛造：脳卒中後遺症をもつ患者の退院・転院後6ヶ月時点での自宅復帰に関連する要因, 日本看護科学会誌, 18(1), p.11-19, 1998.
11) 渡辺裕子：家族看護学を基盤とした在宅看護論Ⅰ(概論編), 日本看護協会出版会, p.167, 2001.
12) 成木弘子：在宅療養者と家族をサポートする地域づくり, 臨床看護, 24(1), p.5-80, 1998.
13) 酒井幸子：効果的な退院指導のあり方—患者が理解でき実行できる退院指導にするための方法, 看護実践の科学, 12(11), p.22, 1987.
14) 栗原祐子, 門脇孝枝, 樋口みどり, ほか：心臓手術後の退院指導を実施して, 第13回日本看護学会抄録集成人看護, p.146, 1982.
15) 奥野美奈子, 稲岡笑子, 大川幸子, ほか：慢性疾患患者の退院指導　気管支喘息, 看護技術, 36(6), p.21, 1990.
16) 瀬谷美子：看護の継続としての退院指導のあり方, 小児看護, 7(13), p.1653-1657, 1984.
17) 森山美知子：なぜ退院がスムーズにいかないのか？, 看護学雑誌, 60(11), p.986-991, 1996.
18) 島内節, 乗越千枝：早期退院を可能にするケアマネージメント, 看護, 49(7), p.67-79, 1997.
19) 正木治恵：患者のセルフケアを支援するための退院指導のススメ, 月刊ナーシング, 16(2), p.67, 1996.
20) 鈴木久美, 渡邊真弓, 小島操子, ほか：高齢患者の疾病や入・退院による生活の変化に対する家族がとらえる問題と対応, 第25回日本看護学会論文集地域看護, p.39-41, 1994.
21) 奥山正司, 杉沢秀博, 高梨薫, ほか：脳血管疾患患者と家族の支援機能—都内3病院の退院患者と介護者の追跡調査から, 公衆衛生, 59(10), p.706-710, 1995.
22) 本遠和子, 須藤直子：退院に対する家族の意思決定過程の分析, 第30回日本看護学会論文集地域看護, p.114, 1999.
23) 吉田典子, 倉重久美子, 副島美智子, ほか：地域医療カンファレンスを活用した人工呼吸器装着患者の退院計画, 看護技術, 44(7), p.55-61, 1998.
24) 倉田和枝：「退院調整専門看護婦」設置に伴う波及効果, 看護, 49(12), p.93-103, 1997.
25) 前掲22), p.111.
26) 橋本眞紀：「退院後」も視野に入れた家族問題の情報収集と介入の方法を考える：看護展望, 26(4),

27) 本道和子, 須藤直子, 内藤千恵, ほか：退院調整過程の構造に関する研究　家族の意思決定への支援, 日看管会誌, 3(2), p.28-38, 1999.
28) 野嶋佐由美：家族看護学の可能性と課題　実践の変革に焦点を当てて, 家族看護, 1(1), p.6-17, 2003.
29) 野嶋佐由美, 西岡史子：病者を抱えた家族に対する家族看護の展開, インターナショナルナーシングレビュー, 23(2), p.41-46, 2000.
30) 奥宮暁子, 阿部篤子：生活の再構築を必要とする人の看護, 中央法規出版, 1996.
31) 中西純子, 生活の再構築と看護の役割・専門性とは, 看護技術, 44(10), p.1020-1024, 1998.
32) Underwood, Pat./南裕子監：看護理論の臨床活用, 日本看護協会出版会, 2003.
33) 宮田留理：家族の保健機能としてのセルフケア能力, 看護技術, 40(14), p.1449-1453, 1994.
34) 池添志乃, 西岡史子：家族のセルフケア, 臨床看護, 25(12), p.1777-1782, 1999.
35) 野嶋佐由美, 南裕子：家族への介入, ナースによる心のケアハンドブック, 照林社, p.370-387, 2000.
36) 宮崎智哉子：介護Confidenceの実態及び家族対処, 家族サポートとの関係, 高知女子大学看護学研究科家族看護学専攻修士論文, 2001.

難病状態にある病者とともに生きる家族を支える看護

野嶋 佐由美 Nojima Sayumi | 高知県立大学副学長/看護学部教授

難病状態にある病者と家族とは

　難病は、1972（昭和47）年の難病対策要綱によって、政策として取り上げるべき疾病として確定された。難病は「原因が未だ解明されていない疾患」「効果的な治療方法が未確立である疾患」「生活面への長期にわたる支障がある疾病」を特徴とする疾病群である。そして2012年4月現在は、ベーチェット病や多発性硬化症をはじめとした130疾患が調査研究の対象となっており、そのうち56疾患が医療費公費負担の難病として指定されている。このような歴史的背景ゆえに、「難病」を行政用語であるとする考えもある。難病は伝統的な意味での疾患モデルというよりも、一定の特質をもつ病態像と社会像からなる状態像であると言えよう[1-4]。

　本稿では、「難治性」「進行性」「機能低下」を特徴とする難病を病み、減退していく状態を難病状態と捉えて、難病状態にある病者とその家族への看護を論じる。

　難病疾患を病む病者がいつも難病状態にあるわけではない。疾患固有の進行度、機能低下の程度、コントロール困難な領域や程度によって、難病状態の中で生活を組み立てる方法や困難さはそれぞれ異なっている。しかし、家族と病者は、身体機能の低下、病状の進行に沿いながら生活を立て直し続けて生きている。また、現在獲得している能力や機能が減退する中で、生活をコントロールすることが難しく、極限状況を生きていると考える。多くの家族は「落ち着いて生活ができない」「心配で寝られない」「ケアしなければならず、自分のことができない」「家族の人生も患者とともに難病に吸い取られている」などと語っている[4-14]。このように、難病状態にある病者と家族

は、不確かさの中で長丁場の闘病生活を余儀なくされ、生活を立て直し続けなければならないことで、多大なエネルギーを費やしている[4-14]。

難病状態にある病者の家族は、「病者の機能低下と減退化」「"生きることを支える介護"がもたらす障害」「コントロール喪失の脅かし」の中で生活をしている。また、連続的な減退化、それに伴って生活を立て直し続けるなどの点で、慢性状態にある病者の家族とは異なっている。したがって、看護者は、難病状態は慢性状態やターミナルとも異なる特有な状態であることを十分理解し、異なる看護の姿勢が求められていることを認識するべきであろう[15-17]。

家族看護の基本的な姿勢

社会は難病状態にある病者の家族に対して、従来、介護のマンパワーとして位置づけ、介護を要請してきたという歴史がある。しかし、家族看護学においては、家族をケアの対象として捉え、難病状態にある病者の家族に対する看護を構築していくことが課題である[18]。家族による相互扶助を推し進める方向ではなく、療養上の世話や介護を社会的に保証する制度の設置を推進することが重要であり、決して家族を介護のマンパワーとしてカウントするべきではない。難病状態にある病者を家族のみで支えることは不可能であり、地域社会がともに支え合うノーマリゼーション社会を形成するべきである。難病状態にある病者の家族には、病者のよき理解者、代弁者として、そして緊急時の対応者としての役割にとどめることが望ましいと考える。

しかし、制度はまだまだ不十分であるがゆえに、看護者は必要な介護を、家族の意思決定に基づいて、家族と協働して行うとともに、家族が家族としての生活を営むことができるように支援していくことが重要であると考える。

難病状態にある病者と家族に関する研究や論文の中では、「人工呼吸器の装着」に関連して、家族の意思決定が重視されて多く論じられている[19]。しかし、難病状態の病者と家族にとっては、日々の生活に関して、日常的な家族としての意思決定や合意形成の積み重ねが重要な意味をもっている。看護者は、このような日常的な家族とし

ての意思決定を尊重し、時には合意形成を支える役割も担うことになろう[20-23]。

難病状態にある病者の家族は、極限状態に陥ることもある。しかしながら、困難な状況の中で自信をなくすことはあっても、再起し困難な課題を解決するべく努力をしている。その努力が医療者から肯定的に評価されることも、否定的に評価されることもあろう。しかし、その家族にとっては家族としての努力や試みの結果であり、一つのプロセスであることを忘れてはならない。家族は、支援が必要であることを理解してほしいと望んではいるが、また一方で、"難病の家族"として同情されたり、弱者として遇されることで傷ついてもいる。看護者に求められる姿勢は、その時、その時、家族が有する力を把握しつつ、家族の力を認めエンパワーメントしていくことであろう。

難病状態にある病者と家族が、生き生きと、自分たち家族の意思決定に基づいて、療養・介護を含む家族生活を営むことができるように、また家族がその家族らしく生き、生活できるように支援をすることが重要である。そのためには、家族が体験する世界を共感的に理解し、家族とのパートナーシップを形成して、家族の意思決定に従って介護を協働できるような支援が求められている。

病者の機能低下と減退化の中で生きている家族

難病状態の特質は、疾病により身体機能が進行的に低下し、さまざまな機能が減退化することである。難病中の難病と言われているALSのある患者は、自らの体験をホームページに以下のように記している。

「ALSは病状が進行すると、しゃべったり、コミュニケーションをとるのがとても難しくなってきます。…（略）…そのために、介護者にして欲しいこと、訴えたいこと（足をまげて欲しいとか、体調が悪いとか、痛いなど）を一切伝えることができず、想像を絶する肉体的、精神的苦痛に耐え忍ぶことになります。さらに、体がまったく動かないことや人工呼吸器をつけていることなどから、介護者にも肉体的、精神的、経済的負担が重くのしかかり、家族共々を巻き込む難病中の難

病です」[36]。

　難病状態にある病者は、難病の進行度によって時間的な流れは異なってはいるが、身体機能は徐々に低下し、減退していく。そのような病者の生活をサポートする立場にある家族は、連続的な、または断続的な病状の進行に合わせて、長期にわたって生活を変更していくことを繰り返さなければならない。

　在宅療養を支える家族は、病者の身体機能の低下に応じて、病者の食事や運動のみならず、疾患によっては呼吸などの生命を維持するために、新たなケア方法を繰り返し習得し続けることが求められている。進行が早い疾患では、家族は生活を変更しつつ、その生活パターンが安定する暇もなく、次の機能低下に直面することとなる。

　医療者は、機能の低下に向けて、家族にそれなりに心構えをし、準備をするようにと励ます。しかしながら、回復を願っている家族にとって、準備をするということは、病者の機能低下を認めることであり、それには多大な抵抗があり、身動きができない状況へと追い込まれていく。

　ALSを罹患した松本茂の妻は、「夫の病気の進行を認めることはとてもつらく、目を塞ぎがちでした」[8]と語り、その失敗談として「夫は入植してからのことをテープに残こすと言っていたのを、引き延ばしていたところ、言葉が不明瞭になってしまった。土下座して謝りたい心境になった」[8]と記している。

　一方、病者や看護の文献では、ALSの川口氏は「失ったものを数えるよりも、残されたものをいかそう。逃れようとすればするほど回り道になる」[6]と語り、難病の看護に携わってきた看護師は「"これもできない、あれもできない"から"まだこんなことが、あんなことができる"発想へ」[6]と転換することの意義を語っている。

　これらの事柄は、家族にも該当するであろう。しかしながら、このような認識をもつことは容易なことではない。

"生きることを支える介護"を担う家族

　難病状態にある病者の家族は、"生きることを支える介護"を引き受ける重圧感や、病者の心の状態に添う困難

さ、またケアを介する関係性の障害を経験している[26-33]。

1 介護を引き受ける重圧感

病者の身体機能の低下の中で、徐々に病者を支える領域が広くなり、先がみえないという不確かさも加味して、家族は圧迫されそうな重圧感を経験している。

特に、難病中の難病と言われるALSの病者の場合には、「力はグラム単位、動きはミリメートル単位、移動は秒単位で扱って頂きたい」[6]と望み、このような病者の望みに対して、ある妻は「夫は自分の不安のため、私に常にそばにいて、合図したら的確に行動することを望んでいます。首の角度、一センチ頭を右、枕を高くしたり低くしたり……」[6]と話している。

家族は、呼吸に関しては、人工呼吸器の管理や気管内吸引、在宅酸素療法の管理などを担い、また、調理方法の工夫や経管栄養、静脈栄養などの栄養の管理などが課せられる。そのような日々が365日持続しており、家族は重い責任感を負わされ、気が抜けない状況におかれている。難病状態にある病者と家族は程度の差はあれ、類似した状況で、厳しい重圧感の下で生きている。

2 病者の心の状態に添う困難さと重圧感

難病状態にある病者は、日々死と孤独に向かい合っており、この恐怖と孤独感を家族と共有することを願っている。家族内のコミュニケーションはこのような恐怖や孤独感を緩和させ、つながりを確認するのに重要な役割を担っている。しかし、疾患によっては、例えばALSなどのように直接会話によって患者と家族がコミュニケーションをとることができなくなる場合もある。

コミュニケーションが円滑にとれない場合、病者は「違うんだ」「そうじゃないんだ」「わからないかな」「もういいよ」と、家族のほうも「何を言いたいのか」「何をしてもらいたいかわからない。本当につらい」[4-6]と語っている。家族は、病者の心に添いたいと思いつつも、意思疎通が図れず、フラストレーションに陥り、家族としての一体感が脅かされもする。

また家族は、病者の心に添いたいと思いつつも、介護の疲労から、「すぐ

に呼ぶんだから、さっきやってあげたばかりなのに」「どうやっても満足しないんだから」などと否定的な言葉を投げかけることもあろう。そして、これらの言葉を投げかけたことに対して後悔と罪悪感をもち、傷つくという悪循環に陥る。家族と病者とのコミュニケーションが困難になると、徐々に疎遠になり、療養生活に対してネガティブな感情を抱え込むことにもなりかねない。

3 ケアを介する関係性の障害

　ケアを受ける人とケアを提供する人との関係性は複雑である。ケアを受ける人の年齢（子ども、青年・思春期にある人、成人、老人など）や必要なケアの量・程度などによって、関係性は異なる。さらに、家族と病者とのケアを介する関係は、これまでの家族の歴史や関係性によっても異なってくる。

　そういった関係性からくる重圧感から、「依存と自立の葛藤」に陥ったり、疎遠化することもあろう。依存と自立の葛藤について、家族は「どこまで手を出したらいいかわからない」「本人のためだと思っていても、鬼のように思われて……つらい」「じーっと待つことが大切だとはわかっても、本人がしてほしいらしいし……」と語っている。まして、提供するケアが生命に直結している場合には、病者にも緊迫感があり、その要求が家族としては、「甘え」なのか「わがまま」なのか、「深刻な事態なのか」把握できずに、立ち往生することなる。「座位の変更、服のたるみ直しなどなどと次々に要求が出てくると、この要求は無制限に続くのではないかと思ったり、だけど、いいかげんにしていると死んでしまうかもしれないと思う……」と語り、「どこまで耐え忍ぶ力があるだろうか」と自問してもいる。

　このように、ケアを介する関係性において、家族は深刻な「依存と自立の葛藤」「病者との距離の葛藤」を経験する。家族は客観的に捉えることが難しく、迷いながらも病者に巻き込まれ、時には従属的な関係、支配―被支配の関係に陥ることもあろう。

　ALSの母親を介護する娘はホームページ上で、自らの経験に基づいて、難病状態にある病者と生活をしている家族に対して以下のように呼びかけている。

　「介護する家族は…（略）…不平を

許されず我慢の連続、思わず爆発することだってありますよね。（家族である）あなたにだって自分の人生を歩む権利があるのです。あなたと患者さんは別の人。あなたが全てを背負って生きていく必要はないのです。介護ができないと思っている人は、それを負い目に感じる必要はないのです」[37]。そして、家族の心得として、「過剰に感情移入しないこと。一歩離れて患者を看る努力を。身体が疲れてくると、どうしても精神面で弱くなってきます。患者の悲しみに付き合いながらも完全に同調しないように。冷静に」[37]。

コントロール喪失の脅かしの中で生きる家族

　難病状態にある病者の家族は、不確実性の中を生きており、その不確実な状況で生活や人生を何とかコントロールしようとしているが、常にコントロールを喪失するかもしれないという恐れを抱いている。

　不確実性とは、「将来を予測できないこと」「現在についての明瞭性の欠如」「事態が定まっておらず、はっきりしない状態」「何をすべきか、期待するべきか、漠然とした状態」と言えよう。難病状態にある病者と家族は、連続的な減退化という困難な状況の中で、病みの状態、診断と病みの深刻さ、疾患と予後の経過、治療やケアシステム、さらに療養・介護を含む生活に関して「あいまいさ」「予測の立たなさ」「確信のなさ」を経験している。

　"人間は考える葦である"とたとえられるように、人は状況を論理的・因果的に捉え、予想に基づいて自らの行動を準備する。難病状態にある病者の家族は、不確かさの中で、認知的不調和や不愉快な感情を経験し、解決あるいは対応しようとしてさまざまな行動をとる。しかしながら、不確かな状況の中では、通常の論理性に基づいて準備することができず、意思決定が困難となり行動を決めることができない。したがって、極めて不快な状況にとどまっているようなものである。この状態を、ある家族は「光が見えないトンネルにいるようなもの」とホームページ上で表現している。

　不確かさの中で生活をする家族は、深刻なコントロール感の低下を経験している。人間は自分自身の生活をコントロールしたいというニードをもって

いるので、コントロール不可能な出来事に遭遇することは、その人の存在を脅かす経験となる。家族には、病者の減退化の中でも、生活や出来事をマネジメントし、ある程度の結果を達成することができること、そのような能力があると信じることができることが必要であるが、このような感覚をもつことは難しい。

ALSの宮下健一は、不確かさとコントール感の脅かされた体験、そしてそれへの対応方法を詩として表している。

　「慣れることは、大切なこと
　気持ちもゆれうごく、
　　あっちに行ったり、こっちに行ったり、
　　前に行ったり、後ろに行ったり、
　　上を見たり、下を見たり、
　　まるで遊園地の乗り物のよう、
　　それもいつかは止まる
　　そして思うままいく、
　　それで、また慣れる、
　　また、気持ちがゆれる
　　その繰り返しがうねる
　　波のように
　　でも、のまれなければいい
　　……」[10]

もちろん、難病状態にある病者と家族の多くが、不確かさの中で、状況をコントロールし、介護を含んだ生活をマネジメントしていることも事実である[8]。

例えば、松本ゆいは「いっそ開き直って、自分をさらけ出して世間に知ってもらう努力をしなければ、いつまでたっても問題は解決しない」[8]と決意をし、地域の人々から支援を得ている。また、水野は、専門職者のみならず、登録20人を超えるボランティアに支えられている家族を訪問し、「そこにはなんともいえないゆったりとした空気が流れていて、呼吸器はもはや医療器具ではなく生活に必要な家具のように思えた。……いつでも人手（ひとで）さえあれば、これまでと同じような普通の生活が送れる」[34]と記載をしている。いずれも、さまざまな資源を活用しながら、上手に介護を組織化しているようである。

難病状態にある病者とともに生きる家族への看護

難病状態にある病者とともに生きる家族を支える看護とは、家族と協働し

て連続的な減退化に沿って補うべき介護を準備し、生活を立て直していけるように支援する看護であり、以下のことが重要であると考える。

1 家族の行動を解釈し、受け止める

　難病状態は人間にとって極めて不快な状態で、可能な方法があれば、すべて活用して何とか逃げ出したい状況であることを、まず理解することが必要である。家族は、回復することや今の状態を持続できることを願い、治療とリハビリテーションにその役割を期待している。事実、このような家族の思いによって、病者の積極的な闘病意欲は高まり、機能を取り戻してもいる。このような家族に「残されているものに目を向けよう」という発想をもつように励ますことは容易なことではない[6)]。「残された機能に目を向ける」という視点に立つことは、家族自身がものの見方の転換を行うことであろう。そのため、家族に課されていることは、反立、すなわち「希望をもちつつ、諦めること」「残されている機能に希望をもつこと」という極めて高度な課題なのである。

　不確かさやコントロール感が脅かされた場合に家族がとる行動は、確かなものを探し、時にはそれに執着することである。家族としては、状況を何とかコントロールしようとして努力を行う。しかしながら、ケア提供者からすると、時に家族がとる行動は、看護診断的には「非効果的コーピング」となろう。その現れの一つとして、看護者側がコントロールされていると捉えることもあろう。このような場合、看護者は「不確実性の中でコントロールを獲得しようとしている行動」として理解し、いったんは受け入れ、家族が不確かさの中で余裕をもてた時に、家族の判断や根拠を理解し、摺り合わせをしていくことが重要であろう。

2 揺れの中で保つ力を支える

　難病状態にある病者と生きる家族は、不確実性から逃れることは難しいであろう。難病状態そのものに内在化されている連続的な減退化や不確実性と闘わずに、共存できるように支援していくことが求められる。看護者は家族とともに迷い、家族の不確かさを共有し、緩和できるように添っていく必要があろう。看護者としては、不確か

さの中で、変わらぬ安定した信頼関係を形成することが重要である。

すなわち、看護者は、家族が家族としてのコンピテンスを再獲得し、コントロール感を再獲得できるように支援することが求められている。病棟の看護師、外来の看護師、訪問看護師、保健師は、不確かな状態で揺れ惑う家族の気持ちを共有しつつ、家族が病者の療養生活を支えながら、介護の生活と家族生活を一定のコンピテンスをもってマネジメントできるように支援していくことが重要である。

3 看護者の価値観の転換

難病状態にある患者と家族を看護する者は、自己に内在している価値感を再吟味することが求められる。すなわち、伝統的に内在する看護者の志向性としては、健康志向、回復志向、生活の安定志向であるが、連続的に減退している難病状態の病者と家族を看護する場合、新しい志向や価値観が求められよう。難病状態にある病者と家族に対する看護では、看護者は回復志向や安定志向ではなく、「残されたもの」「まだできること」に価値を置き、生活を立て直し続ける看護の志向が求められる。看護者は自らの志向性や価値観を転換しつつ、病者と家族にも新しい価値観を習得できるように導いていくことが求められる。

4 減退化に沿って補う介護をつくる

家族は、病者の機能低下に沿って、家族が実施する介護を補充していかなければならない。そこで、看護者は家族と協働して、減退化に沿って補う介護をつくることが求められる。すなわち、病者の機能や心の状態をモニタリングしつつ、順次減退した機能を補う介護を手配していくことが必要である。

訪問看護ガイドラインでは「家族のセルフケア能力の開発と支援」の中で、家族のケア能力に応じて看護者がとる役割が、「代行」「教育」「見守り」と多様であることを示唆している[35]。減退化に沿って補う介護を創るためには、家族のセルフケア能力のみならず、家族の意思、他の職種や社会資源との連携をも加味しながら、家族と協働して介護に取り組む必要があると考える。

また、家族が可能な限り安楽に生活するために、具体的な介護ケアを協働

して担う。在宅にあっては、気管内吸引や人工呼吸器の取り扱いなどの生命に直結する医療的ケアは、可能な限り看護者が実施することが望ましい。しかしながら、例えば、気管内吸引や人工呼吸器の取り扱いなど、家族が安心して安全に行うことができるように家族教育を行うとともに、実施についても支援することが必要である。さらに、看護者は、高度な臨床判断を駆使して、施行されているケアの安全性を家族とともに確認し、高度なマネジメント力で、必要な介護をトータルに調整し、それをモニタリングしていかなくてはならない。

5 ケアを介する関係性のマネジメント

看護者は、家族と病者との関係性がどのような質であるか、否定的な関係が生じていないかどうかを把握する。ケアを通しての「依存と自立の葛藤」が生じている場合には、病者の家族が忠告しているように、「過剰に感情移入しないこと。一歩離れて患者を看る努力を。…（略）…冷静に」[37]であり、家族としての限界は限界として認識し、病者に対する温かい配慮を示しながら、"ここまで"という限界を設定する支援も重要であろう。難病状態にある病者にとっては"生きること"に関わるので、看護者は、病者の生きることを守りながら、家族の限界枠を設けるという難しい課題を、家族が達成できるように支援する役割があろう。

<家族看護3(1), p.12-20, 2005より>

引用・参考文献

1) 川村佐和子：難病看護の歴史的背景と現状，今後の課題，Nurse Eye, 10(7), p.6-16, 1997.
2) 川村佐和子：難病と在宅ケア，PTジャーナル，31(11), p.797-802, 1997.
3) 川村佐和子：難病看護の開発過程　その成果と課題，看護研究，30(5), p.417-424, 1997.
4) 立岩真也：不動の身体と息する機械，医学書院，2004.
5) 土居巍，土居喜久子：まぶたでつづるALSの日々，白水社，1998.
6) 豊浦保子：生命のコミュニケーション　筋萎縮性側索硬化症(ALS)患者の記録，東方出版，1996.
7) 畑中良夫：尊厳死か生か　ALSと過酷な「生」に立ち向かう人びと，光明社，1999.
8) 松本茂：悪妻とのたたかい，静山社，1999.
9) 丸茂孝子：筋萎縮性側索硬化症の夫と共に生きて，日本難病看護学会誌，6(2), p.90-93, 2002.
10) 宮下健一：いのちよありがとう　ALSとともに，信濃毎日新聞社，1996.
11) 杉山進：負けてたまるか負けたら俺の男がすたるよ　神経難病ALSと闘う日々，静山社，1999.
12) 川村佐和子：訪問看護師に会う，薬の知識，49(5), p.12-13, 1998.
13) 川村佐和子：難病の在宅ケアにおける24時間対応への挑戦，訪問看護と介護，1(2), p.109-115, 1996.
14) 大久保成江，牛久保美津子，数間恵子，ほか：在宅療養経過に伴うALS家族の心理的変化とその影響要因　社会活動を行っている療養者2家族の事例分析，日本難病看護学会誌，6(2), p.127-135, 2002.
15) 川原由佳里：難病患者の看護ケアとプロセスの明確

化, 日本看護科学会誌, 17(4), p.20-28, 1997.
16) 川村佐和子：在宅看護技術の体系化に関する研究, 看護研究, 30(1), p.3-7, 1997.
17) 川村佐和子：21世紀における難病看護研究の課題, 日本難病看護学会誌, 6(2), p.87-89, 2002.
18) 野嶋佐由美：家族看護学の可能性と課題, 家族看護, 1(1), p.6-17, 2003.
19) 植竹日奈, ほか：人工呼吸器をつけますか ALS・告知・選択, メディカ出版, 2004.
20) 野嶋佐由美：家族の意思決定を支える看護のあり方, 家族看護, 1(1), p.28-35, 2003.
21) 小野寺美和：クローン病の患者とその家族の意思決定にかかわる要因について, 神奈川県立看護教育大学校看護教育研究集録, 24号, p.389-395, 1999.
22) 習田明裕, 志自岐康子, 川村佐和子, ほか：訪問看護における倫理課題, 東京保健科学学会誌, 5(3), p.144-151, 2002.
23) 長畑多代：在宅看護における倫理的課題と実践上の課題, 大阪府立看護大学紀要, 5(1), p.13-19, 1999.
24) 中野綾美：家族エンパワーメントモデルと事例への活用, 家族看護, 2(2), p.84-95, 2004.
25) 永井眞由美：自助グループに関わる難病患者のエンパワーメントのプロセスとその要因に関する研究, 日本難病看護学会誌, 7(2), p.123-128, 2003.
26) 牛久保美津子, 川村佐和子：老年者疾患のケアの実際と問題点, 老化と疾患, 10(7), p.753-760, 1997.
27) 村岡宏子：筋萎縮性側索硬化症患者における病いを意味づけるプロセスの発見, 日本看護科学会誌, 19(3), p.28-37, 1999.
28) 佐々木栄子：壮年期にあるパーキンソン病患者の自己概念の様相, 日本難病看護学会誌, 8(2), p.114-123, 2003.
29) 隅田好美：筋萎縮性側索硬化症患者における障害受容と前向きに生きるきっかけ, 日本難病看護学会誌, 7(3), p.162-171, 2003.
30) 谷垣静子, 矢倉紀子：神経難病患者のやまい体験 グループインタビュー法を用いて, 日本難病看護学会誌, 8(2), p.137-142, 2003.
31) 野川道子, 佐々木栄子：自己免疫疾患患者の病気の不確かさとその関連要因, 日本難病看護学会誌, 8(3), p.293-299, 2004.
33) 檜垣由佳子, 鈴木正子：神経難病患者の病む体験, 日本難病看護学会誌, 6(2), p.136-146, 2002.
34) 水野優季, 川村佐和子：難病と共に生きるボランティア活動 ボランティア活動の体験から, 公衆衛生, 64(12), p.861-864, 2000.
35) 人工呼吸器を装着しているALS療養者の訪問看護ガイドライン 平成11年厚生省特定疾患 特定疾患患者の生活の質の向上に関する研究班
36) http：//www.geocities.jp/akimasa2002/als-towa.htm〈2005.2〉
37) http：//homepage2.nifty.com/ajikun/als3.htm〈2005.2〉

がん患者の家族に起きている現象と家族ケアのあり方

柳原 清子 Yanagihara Kiyoko ｜ 東海大学健康科学部看護学科教授

はじめに

　近年のがん罹患率の高さと患者の長期生存により、がん患者の家族（以下、がん家族と表す）の絶対数が増え、また闘病期間の長期化の中で、患者とともに多くの課題に向き合い、意思決定し、対処していかなければならない家族の姿が浮き彫りになってきた。また、死亡者の3人に1人はがん死となっている現状は、がんが依然として「死」と結びつく病であり、患者を看病し、その後看取る家族が数多くいることを指し示している。

　現在、がん家族へのケアが注目されている。それは、一つには医療者ががん患者・家族の困難な姿を近くで見、また世論の「よりよい医療」を求める背景もあって、家族を「第二の患者」と位置づけて支援していこうという医療者の道義的意識の高まりがある。同時に、臨床において家族からの苦情や理不尽とも思える要求などが増え、医療者がその存在に困惑し、対応に困難性を感じていることが挙げられる。すなわち「家族がわからない」「家族への対応が難しい」という声である。

　本論は、がん家族の現状を捉え、家族ケアの課題を明らかにすることを目的とするが、まず、最近よく言われるようになった「家族は第二の患者」という見方から家族を考察し、がん家族に何が起きているのかその特徴を踏まえて述べ、また家族の認識や行動がどのように変化していくのか、がん家族がもつ対処力・意思決定の様相を時間軸の変化で分析していく。

　なお、本論で使う「家族」とは、がん患者の生活面などを手段的に支え、医療者などの援助者には決して代替できない情緒的絆で、患者のために大きな力を発揮する「ケア提供者としての家族（患者サポート者としての家族）」であり、同時に患者の治療経過の中で

起きるさまざまな生活困難や役割交代、予後をめぐる心理的不安に耐え、またターミナル期には"家族成員の近い将来の死"という現実にたじろぎながら予期悲嘆を抱えている「ケアを必要とする人々」である。そしてまた「関係性が患者に影響を与える存在」としてシステム的に家族を捉える。

がん患者の家族は「第二の患者」なのか

1 "家族の言動"から考える

　長く臨床においては、医療の対象はあくまでも患者であり、家族は患者の資源および背景としての存在であった。過去形として表現したが、今もってそう思っている医療者は多いであろう。こうしたところに「家族は第二の患者」という表現がなされた時、多くの医療者は即座に家族を患者と並列させた形での、援助対象者としてイメージできた。だからこそ、この言葉に強い印象を感じたのである。

　「家族は第二の患者」という表現は、サイコオンコロジー（精神腫瘍学）の領域から出てきたものである。がん家族のストレスによる適応障害が問題視され、精神症状の高い発現率（7～35％）が、「家族は第二の患者」であることを意識づけた[1]。

　医療者にとって援助対象者は誰か、という意味でわかりやすい「家族は第二の患者」論であるが、患者という呼称は「病気」「障害」あるいは「治療対象者」の概念を含んでいる。では、がん家族は治療対象者なのであろうか。医療者から見える家族の不可解な言動、例えば"面会に来ても落ち着きなく過ごし、すぐに帰ってしまう""面会に来ず、病状説明に応じない"、一方で"患者に隠れて頻回に面談を求め、多くの要求を出す""医療者の一挙手一投足に苦情を言う"などの言動は、家族的な病理と関連するのであろうか？

　答えはもちろん「否」である。医療者から不可解に見える家族の言動は、実は大きなストレス下におかれた時の反応であり、その人たちなりの対処法であることが多い。要するに大きな出来事（危機）に直面している家族の正常な反応なのである。もし仮に病理性を帯びているとしたなら、それは家族成員ががんを発症した、あるいは病状が進行したからではなく、もともとそ

の家族にあった関係性が、このことを機会に表面化しているにすぎない。

　臨床では、小児がんの子どもが亡くなった後の離婚率が高いことが指摘される。この事象から、子どもの発病および死が、夫婦関係を壊したとみるのは正しくない。大きな出来事の中で、もともとの関係性の脆弱さや綻(ほころ)びが修復不可能になった結果が、離婚なのである。もちろん日常生活は営めていた家族を一気に崩壊させるほど、がんの発病や死が家族の危機であることに間違いはない。

　以上から言えるのは、家族は患者と同様にケアの対象(家族は第二の患者)ではあるが、決して患者ではなく、がん家族の不可解な言動は大きなストレス（危機）に直面している人々の当たり前の反応なのである。

2 "家族成員の関係性"から考える

　「家族は第二の患者」論のもう一つの盲点を指摘しておきたい。上記で述べたような医療者にとって不可解ながん家族の姿は、家族成員ががんを発症した、あるいはターミナル期となった出来事への反応であり、患者—家族が相互に影響し合っている状況の表れである。家族看護学では、家族成員の変化は必ず家族全体の変化となって表れ、また家族成員の行動は家族内に次々と反応を呼び起こすと、「家族システム」の視点で捉えられている[2]。まるでモビールのように、1ヵ所の揺らぎは次々に揺らぎを伝播させ、そして全体が揺らいでいくのである。医療者に見えるのは、全体が揺らいでいるがん家族の姿である。揺らいでいる姿（結果）だけをみて家族に対応した場合、方法に間違いを生じ、逆効果になる可能性がある。家族のクレームと言われるものは、実は医療者と家族との認識や意思のズレがもたらすものである。

　つまり、「家族は第二の患者」論に欠落しているのは、患者—家族の相互の影響を見つめる円環的な家族システムの視点である。患者は患者であると同時に家族を構成する一員であり、「家族は患者の影響を色濃く受け、また患者に影響を与えている存在」[3]という事実は押さえておかなければならない（**図1**）。

　家族を医療者の立場と目線（家族は第二の患者）から捉えるのではなく、家族は患者と相互作用し、家族間で影

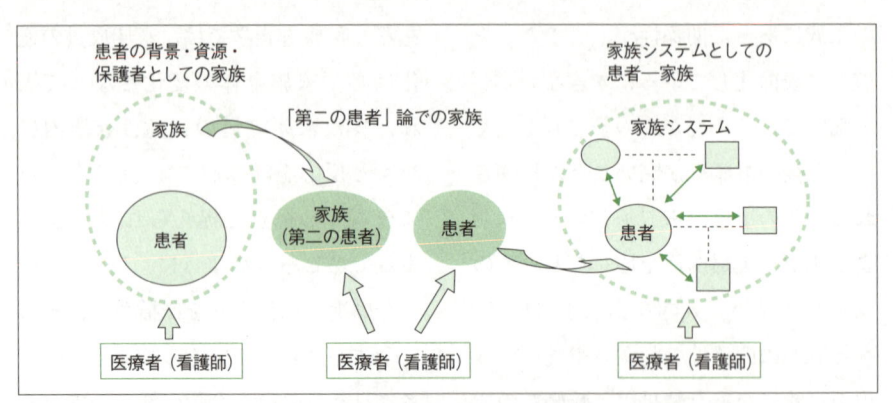

[図1] 医療者から見た「家族」の位置づけ

響し合う「まとまり（システム）」として見つめると、家族成員が表している言動の背景にあるものがよくみえてくる。

今、がん家族に何が起きているのかアセスメントする

1 患者の家族からの孤立

がん患者のサポートグループの研究[4]、その中でもとりわけがん患者の同病者との関係や意識の研究[5]からは、闘病が長くなりまた病状が進行するにつれ、家族から孤立する患者の姿、すなわち家族システムの中で患者が他のメンバーから分離していく状況がみえてくる。

患者は「家族には悪い結果は話せない。心配をかけたくないし……わかってもらえない。本当にわかりあえるのは同病の仲間だけ」[6]と語り、遺族もまた過去の振り返りの中で「病人は病状が進むにつれ、何も話してくれなくなった。私たちは腫れ物にでも触るように、ただハラハラしているだけだった」と言う。また実際の問題として、患者と家族の意向が食い違い、医療者がどちらの意思を尊重すべきかと悩むような医療倫理的な問題も出てきている[7]。

このように病状が進行すると、家族の中で患者の姿、他の家族成員の姿が、互いに見えなくなる状況が生まれる。その背景には、ぎりぎりの命に向き合う患者と、ぎりぎりの生活に向き合う家族の気持ちのゆとりのなさや、エネ

ルギーの枯渇（抑うつ）、現実を知る怖さ、知っても対応できないふがいなさなど、さまざまな状況と感情が渦巻いていることが挙げられる。

患者と家族が近づきたくても近づけない、ありのままの自分を表せない、近づく方法がわからないなど、関係性によるジレンマが大きくなるのは、ギアチェンジ期からターミナル期にかけてである。

仲がよい・悪いという一面的なことではなく、死を視野に予測しなければならないような大きな危機の渦中では、患者の生き様とも言うべき信条や流儀、家族の信念、これまでの家族間コミュニケーション、家族の対処パターン、家族の絆や歴史が色濃く出てくる。そのため、医療者には、患者、家族成員それぞれの立場から、孤立が生み出される背景と今後の影響を鑑みて、それぞれの願いはどこにあるのか、アセスメントすることと患者・家族の意向のすり合わせ（調整）が求められる。

2 家族成員間の情報量・患者との関わりの違いから起こる疎外感

家族成員の間でも疎外される人々がいる。いわゆる老親、思春期以下の子どもなどである。これらの人々は、病状の情報と患者との関わりの二つの側面から、「蚊帳の外」におかれやすい。

なぜ家族はそのように意思決定をするのであろうか。それは、患者自身も含めて家族の「病状悪化や死の無惨な姿を老親や子どもには見せたくない、可哀想だ」という認識と、病院交渉役割（付き添い）や家事役割（留守を守る）などの分担による状況判断からくるものと考えられる。またそこには、家族ダイナミクスが働いている。岡堂は、家族内の勢力と意思決定に関して、家族における勢力の基盤は、特定の状況や課題に取り組んだ実績や能力の程度によるとし、そこには、合法的権力、同一化の対象、知識、説得能力などが関与する[8]としている。

しかし、家族成員の「蚊帳の内・外」の位置づけの決定は、勢力関係から計画的かつ意図的になされるというよりは、「とりあえず今は知らせないでおこう」という一時的なものであり、死は老親や子どもには酷な現実であるため、受け止めきれないだろうという認識（それは間違った認識なのだが）から生まれる。

こうした仮の「蚊帳の外」の位置づけは、結局は「蚊帳の内」に引き込むタイミングを計れず、死別まで続くことが多い。

病状の情報と患者との関わりからはじかれた老親や子どもは、死別後、「何もできなかった」という無力感、「何かをすべきだったのに自分はできなかった」という罪責感や申し訳なさ、そして「家族から事実を知らされなかった」ことによる疎外感と不信感などで後々まで苦しむことになる[9,10]。

キーパーソンではない家族成員の姿は、医療者にはみえにくいが、死別後の悲嘆には闘病からターミナル期における病人との関わりが大きく影響する[11]ことを考えると、入院時に記録される家族構成の図から、家族成員一人ひとりの存在を確認し、家族を一つのユニットとして捉えておくことが求められる。この場合「ご両親（あるいはお子さん）はどうされていますか？」という問いかけを家族にするとよい。医療者が直接に「蚊帳の外」におかれた家族に働きかけるというよりも、家族成員自身が「蚊帳の外」におかれた家族の（予期）悲嘆や不安に気づくように働きかける。つまり、がん家族へのケアは、家族が自らの状況に気づき、問題解決をしていけるように対話を通して、家族の対処を高めてゆく支援が重要となる[12]。

がん家族の生活と意識の変化

がん家族の生活や意思決定の内容は、時期によってどのように変化するのであろうか。

がん家族の意思決定調査[13]から、大きく分けて「経済・生活の課題解決に向けて（生活）」「家族・身内の役割分担の決定（関係）」「他者に知らせる（サポート）」「医療（者）との折衝」「療養の場の決定」が挙げられた。この構造は図2に示したように中核に「経済・生活の課題解決に向けて（生活）」と「医療（者）との折衝」が位置づけられ、意思決定の様相は「模索の中の決定」から「限局され緊迫の中の決定」へと変化していく。また、家族の「日常（生活）」と「非日常（医療）」の関係を時間軸で見ると、患者の病状が安定している時は、「日常（生活）」は大きな面積を占めているが、ギアチェンジ期からターミナル期になると、看病と死という「非日常（医療）」の要素

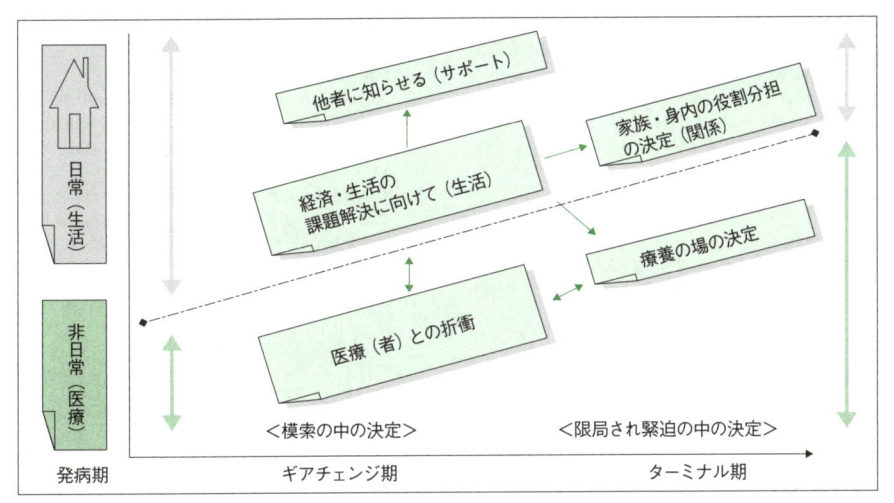

〔図2〕家族の意思決定と生活の変化

が迫り、大きな割合を占めてくる。このように家族は、臨死期になると、「その日暮らし」的な緊迫した状況に追い詰められていく。この状況をもちこたえられるか否かは、家族がもっている資源（ソーシャルサポート・経済・経験知など）と、この家族が現在の状況をどう判断し対処しようと認識しているかによる。そしてこの認識には、家族の歴史や家族の看病の経験、家族の信条などが影響する。

家族ケアとして必要なのは、こうした家族の状況や家族のもっている力を見定めること（アセスメント）と、家族の日常を営む力を大切にすること、また家族間の相互作用を見定めて補完し合う関係を築けるよう対話を通じてアドバイスしていくことである。

＜家族看護6(2), p.6-10, 2008より＞

引用・参考文献

1) 町田いづみ：がん患者の家族心理とその対応, 緩和医療学, 7(2), p.146-151, 2005.
2) 鈴木和子, 渡辺裕子：家族看護学 理論と実践 第3版, 日本看護協会出版会, p.52-56, 2006.
3) S.M.H. Hanson, S.T. Boyd：Family Health Care Nursing, F.A. Davis Company, p.102-110, 1996.
4) 高橋育代, 小笠原知枝, 久米弥寿子：がん体験者のQOLに対する自助グループの情緒的サポート効果, 日本がん看護学会誌, 18(1), p.14-24, 2004.
5) 福田千恵子：入院中のがん患者の同病者と孤独に関する研究, 新潟大学保健学研究科修士論文, 2007.
6) 佐藤かおる, 森田京子, 長谷川博美, ほか：化学療法

の効果が現れにくくなっている患者の「生きること」への思い，第37回日本看護学会論文集　成人看護II, p.62-64, 2007.
7) Erlen J.A.：When patients and families disagree, Orthopaedic Nursing, 24(4), p.279-282, 2005.
8) 岡堂哲雄：家族の意思決定のメカニズム，家族看護, 1(1), p.128, 2003.
9) 柳原清子：老親が子を亡くすということ（逆縁）　悲嘆と老いの弱りに焦点を当てて，家族看護, 1(2), p.30-34, 2003.
10) 柳原清子：がんターミナル期の親を看取る思春期の子どものニーズに関する研究，ホスピス緩和ケアに関する研究報告，笹川医学医療研究財団, 2002.
11) 鈴木志津枝：遺族に対する家族看護ケアのあり方，家族看護, 4(2), p.10, 2006.
12) Duggleby W., Berry P.：Transitions and shifting goals of care for palliative；patients and their families, Clinical Journal of Oncology Nursing, 9(4), p.425-428, 2005.
13) 柳原清子：がん患者家族の意思決定プロセスと構成要素の研究　ギアチェンジ期および終末期の支援に焦点をあてて，ルーテル学院大学紀要, No.46, p.77-95, 2009.

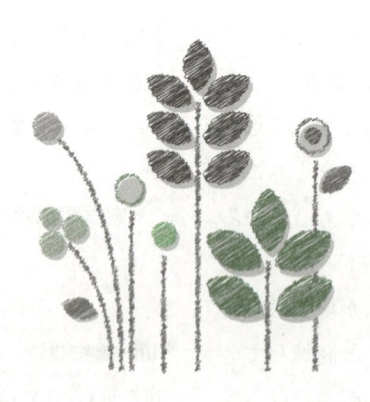

認知症患者の家族に対する看護のあり方

中島 紀惠子 Nakajima Kieko　｜　北海道医療大学名誉教授/新潟県立看護大学名誉教授/「全国認知症の人と家族の会」顧問

はじめに

　高齢者介護研究会が、厚生労働省老健局の要請に応じ、「戦後ベビーブーム世代（いわゆる団塊世代）」が65歳以上になりきる「2015年までに実現すべきこと」をまとめた報告書[1]が契機となって、認知症予防や早期治療、ならびに介護家族支援方策は進められている。

　本論では、最初に介護家族のイメージを共有する。その上で認知症患者の介護家族が抱える介護の特異性と介護する中で育まれていく「家族の力」の様相やこの分野の研究成果について考察することにする。次いで認知症患者の介護家族の自主組織「家族の会」の活動の意味を考える。

　これらの介護家族への看護に着目した実践や研究の成果を踏まえ、家族看護の方向性を展望してみたい。なお、本論では「認知症」に名称変更された以前の論文においては、あえて新しい名称に変えていない。

介護家族の所在

1　家族介護とは何か

　河合は、家族の成立こそがヒトをヒトたらしめている根本なのだと言い、サル社会に父親は存在しない。極言すれば父親は、家族の成立にともなって発明されたものなので、家族の成立において父親と母親が同格のようにみえても、実は社会的存在としてはまったく異なり、各々は厄介な2つの属性を抱え込んだところで家族は成立しているという認識をもっておくことが大切である[2]と述べている。

　家族の「介護」においても、母親あるいは性としての女が、生物的存在であるとともに社会的役割という二面性をもって（これも家族の成立にともなってつくられたものと言えなくもな

いが）、何かよいケアの解決策はないかと悪戦苦闘するといった、今も昔もあまり変わらぬ姿がある。これに対して、父親あるいは性としての男は、生物学的存在であるとともに、夫、父親、戸主として、法的、社会的に手厚く保護され、社会的役割のほとんどが家族の経済的維持活動に充てられてきた。

家族介護「問題」は、少子・高齢社会の到来により、老親介護を引き受けることになったことから生ずる圧倒的多数の「家族問題」である。一般的には、家族成員の高齢者が病をもち、その介護者に起きる家族固有の問題性を指して「介護問題」と呼ぶことが多い。この状況下におかれる家族を「介護家族」と、以下では呼ぶことにする。

介護家族に目立つのは、徹底的に社会的存在である父親あるいは性としての男の「介護」への参加意識が、育児のそれにも増して低く、家の営みの歯車を大きく狂わせる事態がみられることである。河合が言うように少子・高齢社会の今こそ、父親を家庭に位置づけて新しい介護家族像を構築していく絶好の機会であるが、そのようなモデルはどこにもない[3]。

筆者は、新潟県中越大震災当時、新潟県の住民であったが、被災者の身に降りかかったやり場のない悲しみや怒りを目の前にして、突発的に遭遇した非日常的な体験と介護家族の体験は、構造的に地続きにあることに気づかされた[4]。ちなみに災害とはコミュニティの適応限界を越えた広範囲にわたる「人と環境との生態学的関係の広範な破壊の結果であり、被災社会がそれと対応するのに非常な努力を要する」[5]。

介護家族とは、どういう家族を言うのだろうか。

個人が「わが家」「わがマチ（ムラ）」を語る時は、その場所における自身の記憶のさまざまなエピソードを紡ぎ直して語られる。こうして物語は時間をかけてシステム的になっていく。またこうした記憶は、セルフケアする身体を記憶に留めながら訓練されて、身につけていくものである。こうして身体の習熟性の中で記憶システムも精緻化していくが、この大部分は各家族員の保有する記憶プロセスの助けを借りて可能になる。災害時や介護時の体験は、この記憶システムの範囲を越えたものである。その中で個人、家族は、それぞれに歯車を狂わせ、乱れ、崩れると

いうことではあるまいか。

2 介護による家族危機

　介護家族は、いつ終わるかわからない先行不透明な時間と闘わなければならない。この不安感と負担感情を介護する肉親にぶつけてしまう自分をさいなみ、またそのような状況を恨みもする。一方の介護を受ける当事者は、こうしたすべての感情を一身に浴びることで、自立あるいは依存する自由は狭められていくことになる。患者も家族成員の一人であるから、この当事者の苦悩に感知する記憶システムが作動する。そのことでも介護者は、今、直面している事態の重さと負担感の強さに打ちひしがれる。普段であれば自分の家族に依存しつつ、困っている出来事を打開してきた生活経験のノウハウを活かせず「介護に閉じこもり」、マチやムラからも離脱していくといった事態になりやすい。

　アメリカの社会学者ヒル（Hill R.）は、家族における問題発生とその内部軋轢から家族危機に陥る構図を示し、多くの家族は内部・外部の壊れかけている機能を調整・回復・再組織化して危機から脱することができることを先行研究を基に分析している[6]。ヒルが1950年前後に発表した「家族危機に導く諸要因の相互作用」（**図1**）は、介護家族はもとより、大部分の高齢者世帯に予期される危機の構図であろう。

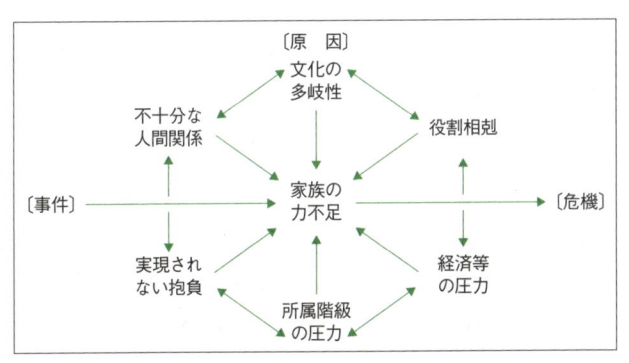

〔図1〕家族危機に導く諸要因の相互作用 [Hill, 1949]
＜出典＞森岡清美編：社会学講座3　家族社会学, 東京大学出版会, p.142, 1972.

認知症患者とその家族が抱える苦悩

1 主たる介護者を見極める

　認知症を病んで生きるということは、時間認識と空間認識が混乱して"心の宇宙遊泳"のような状態なのではないかと、ある介護家族は言う[7]。

　認知症患者が経験するであろう圧倒的な絶望と不安、喪失感と悲哀、日々の行為の中で指摘される数々の不確実なエラーとそこでの応答から巻き起きる憤慨、やるせなさ、不安と緊張など。認知症患者の経験と家族の経験とは地続きである。しかし、二者の経験・体験はそれぞれの自己と他者の経験・体験であるから、二者のそれは似て非なるものである。これを一つのものであるかのような言及は間違っている。介護する当事者（介護担当者）とそれ以外の家族成員の経験・体験も同じではない。これをひとくくりに介護家族とする対応のアプローチでは、本当の問題がみえてこない。「介護家族とは誰のことか、支えるべき介護家族を見誤ると、支えるつもりの家族の中に混乱を持ち込むことになる。介護家族とは、主たる介護者のことである」[8]と「認知症の人と家族の会（旧「呆け老人をかかえる家族の会）」代表の高見は明言する。

2 介護者の3つの苦悩

　主たる介護者の介護の労苦は、大きく3つに分けられる。

　第1は、家族特有の社会的相互作用とその過程の中にみられるものである。自分の愛する肉親である「親密な他者」の不可解な行動に声を荒げて叱責し、激昂し、その自分の感情に傷つきながらも、なぜ私だけがと介護をめぐって家族成員間の不協和音が起きる日常がある。また、兄弟や親戚の心ない言葉から骨肉のいさかいとその防衛から生まれるよそよそしさといったことにより、心が晴れない労苦も抱える。

　第2は、認知症固有の基本的生活活動能力の障害からくる介護困難の構造である。筆者らは、65歳以上の人口がまだ7％前後だった1982年に、東京近県の人口1万3,000人余りの町の全高齢者を対象に、介護上の困難が障がい高齢者の何に起因しているかを調査した[9]。障がい高齢者の障害内容と介護者の介護上の困難内容の構造、および2つの関係性を数量化Ⅲ類から二元

布置図を作ってみたところ、介護者の介護困難を最も増長する高齢者の障害内容は「コミュニケーション障害」と「異常な行動」をもちながら身体活動性の障害は少ない状態の群であった。それは、介護者の「家庭生活上の困難」や「心身上の困難」を有している状態や、障がい高齢者が「生活関連行動の障害」や「セルフケアの障害」をもちかつ精神・身体活動性の障害も大きい状態よりも困難に関与するものであった[10]（図2）。この構造は、同年に認知症高齢者の介護家族のみを対象にして行った「呆け」の程度と介護者の困難との関係を調べた結果とほぼ一致するものであった[11-14]。

介護上の困難の様相は、高齢者との続柄、家族類型、介護者の年齢、健康状態、人間関係などに関係しており、また同居年数との関連もみられた。同居の長さは、親世帯と子世帯の家族生活史を規定する要因として無視できないものである。

第3の労苦は、介護による時間の拘束感である[15]。介護の重圧が「気が休まらない」「外出できない」「24時間目が離せずコミュニケーションが難しい」などの状況にあることは、諸調査から把握されてはいるが、いつ、どんなことが、何によってどのように起きるのか、この様相を調べたものは、これまでになかった。

原らは、「認知症の人と家族の会」が自主的に企画・実施した「介護時間調べ」の記録票を原資料とし、23事例の連続7日間（延べ129日）の介護時間記録を分析した。この分析によって、介護者の介護時間は平均6時間51分（標準偏差は約3時間）[16]であることが明らかになった。NHK調査における成人個人のセルフケア行為時間は10時間10分±2時間1分[17]であるから、単純に考えると一般に10時間も使っている自己のセルフケア時間のうち、介護者は3時間程度しか自分だけの時間をもっていないということになる。介護者が7時間近い拘束時間の中でも在宅介護を継続できている理由は、在宅であるがゆえの"ながら仕事"を多くもっていることが明らかにされた。具体的には「介護困難行動への対応」として多かった「落ち着きのなさ」や「うろうろ」に対して、「行為の見守り」を行いながら関連行為を行っており、また「入浴」と「更衣」、「排泄」と「更衣」、「排泄」と「移動」といっ

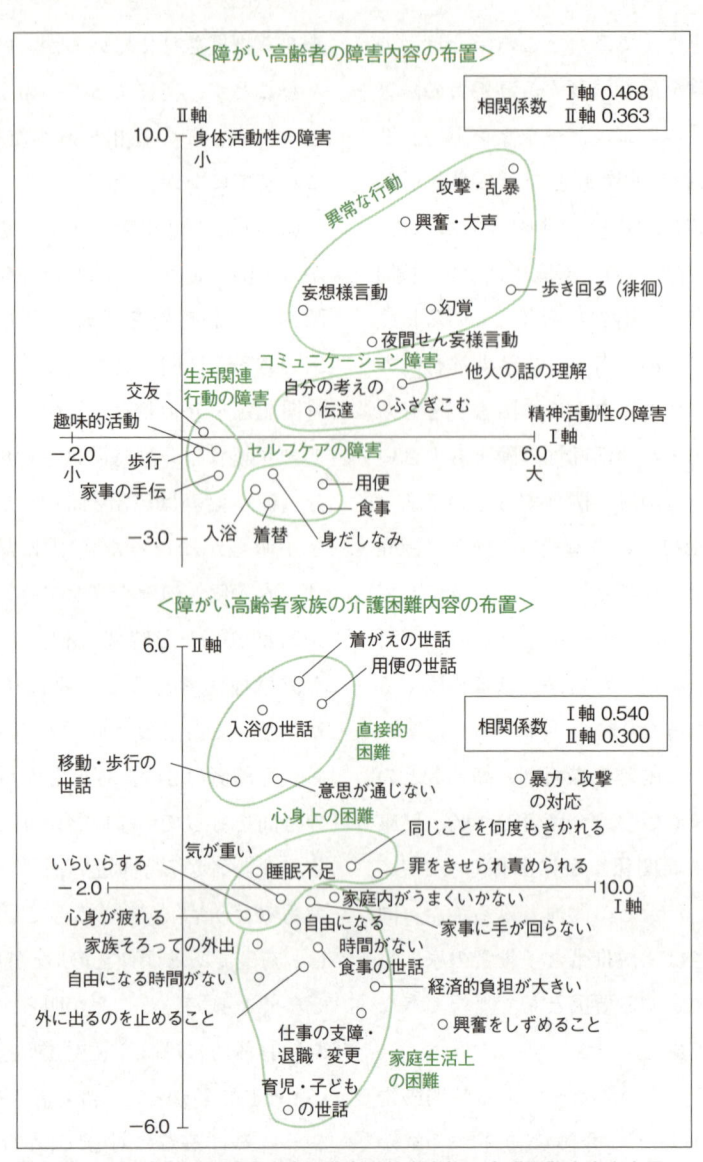

〔図2〕障がい高齢者の障害内容と障害高齢者家族の介護困難内容の布置
<出典>中島紀恵子：老人看護の問題点, 治療, 68(2), p.292, 1986. より改変。

た介護行為中にさまざまな行為を入れ込み、自在に組み立てて何重もの仕事を同時にこなしていた。

こうした拘束時間の中で、介護者は自身のアセスメント力や企画力を磨いていく。それは嘆きとともにあるものではあるが、それが在宅介護の利点でもある。

認知症の家族看護に関する研究の動向

新名が指摘するように、1995年以前の認知症高齢者の介護家族に関する研究の大部分は、横断的研究を中心としたものが多かった[18]。また、看護分野での認知症の家族看護に関する研究の大部分は1995年以降である[19]。研究の傾向としては、介護家族の心理的変化に注目し、その変容過程を段階的に捉えようとするもの[20,21]、介護者の負担感・ストレスの状況に関するもの[22,23]、介護場面における認知症の状態の多様さに注目し、認知症の人と介護家族の相互作用[24,25]、あるいは双価的な価値の側面に着目しようとしているもの[26,27]がある。

このような研究の流れについて、天田は横断調査から縦断調査へと移行しているが、介護家族の変容をみている研究の問題点は、すべての介護家族が同様の(あるいは類似した)発達過程を経過するとの考えを前提においており、このために個別性によるバリエーションを照射する視点が欠如している傾向を指摘している。また、従来、否定的に捉えられがちだった負担感やストレスの側面だけでなく、肯定的な側面の必要性が言われるような中で、社会的な相互作用に着目した研究が増えてきた。これについては、これまでの負担感、ストレス・役割ストレイン(歪み:strain)といった限定的概念では、現象のダイナミズムを明らかにすることが難しいという[28]。

認知症の介護家族の力量評価に関する研究の動向と課題

1 認知症の介護家族の自助組織とその研究動向

「家族の会」(SHG:Self-Help-Group。以下、SHGとする)の研究は、クライエント中心療法を創始したロジャース(Rogers C.R.)の自己理論を援用し、参加者同士の経験知を分かち合い、学

び合い、支え合う中で、自己を回復し、組織としても自立し成長していく点に着目したものが多いが、わが国を含む各国の認知症家族のSHGの誕生は1980年以降であるから、この分野の研究もそれ以後と考えてよい。

　筆者は設立当初からこの組織に加わり、ロジャースの自己理論を念頭におきながら認知症家族のSHG活動の意味を考えてきた。この間は、この会に参加する者の誰もが、他の家族に勇気を加えようなどと思って参加しているのではないことをしみじみと思い知る年月であった。参加メンバーは、ただ自分の労苦を吐き出すことにおいて批評や批判をされず、耳を傾けてくれる仲間を求めている。それがSHGの活動の原理性を支えていることや、この「場」には「悲哀の仕事」を引き受けるメンバーと「援助者・運動者の仕事」を引き受けられるメンバーの存在が不可欠であるという経験をした。筆者は、この2つの仕事役割の引き受け手は、参加メンバー間の内から自然発生的に生まれるはずといった期待を奥底にしまいつつ、そのためにこそ運営メンバーと活動前後のミーティングを企画する外部の専門支援者の重要性を確か

めもした。この者の役割は、SHGメンバーとして「悲哀の仕事」と「援助者・運動者の仕事」の2つの仕事のバランスに気遣う仕事である。機能が発揮される組織になる時、介護家族の内に潜在しているボランタリズムは活性化される[29]ように思う。この力動がメンバーに、自分の住む地域に向かって問題をアドボケイトする勇気を奮い起こさせもする。SHGに参加する介護家族同士が、認知症患者との対応を学習する「家族の力」[30]を身につけ、他者の学習を注意深く支援するようになる。

　問題は、SHGに参加する専門支援者が支援者としての役割を「とる・とらない」ではなく、SHGの活動内容についての論述がそれを読む（聞く）側の受け止めとして専門家のレトリックによって「語られる」SHGの姿になっていないかといった懐疑を受けやすいことである。しかし、介護家族が抱えるスティグマの多層構造を見つめながら、「ゆっくりと過去の出来事が流れ」「段階的に少しずつ前向きに生き返ってゆく」時を共有し、今、この人に"ちょうどいい"生活技術や、さまざまにあるサポート資源を手に入れ

るためのコツやワザを学習していく「組織場」に、仲間として抑制あるリーダーシップを果たす専門支援者の存在は欠かせない。この役割を含めてSHGの運動過程の分析研究には、クリスマン（Chrisman N.J.）が提唱するCBPRの研究アプローチ[31]が適切だと思われる。

また、SHGに参加する介護家族の変容に関する研究も重要である。佐分は、ある県の「認知症の人と家族の会」125名のアンケート調査により、介護者の共感と適応についてみているが、SHGの参加者は他者からの肯定的な配慮を感じ、他者を受容する共感的関係が有意に働いている[32]と報告している。荒井は、ナラティブによる分析の視点から、SHGは専門家や研究者といった「当事者以外」の参加者の「自由な語り」を制限することを暗黙のルールとしている独特な物語論的共同体であり、それが当事者にとっての援助空間になることを前提においた研究アプローチの必要性を述べている[33]。

2 認知症患者の介護家族のアセスメントと学習能力における研究動向

介護保険導入以降、認知症患者のケアの場とそこでのサービスは、保健・医療・福祉分野全体に広がり、看護職は患者の家族としてではなく、介護家族と話し合う機会も増えてきた。的確に患者のアセスメントができる介護家族の存在が認識されるようになり、その力量の程度や介護家族との協力・協働のあり方に研究の関心が向けられ始めた。

例えば、在宅認知症患者の介護に対する社会的家族の負担評価票（CBS）を作成し、家族の負担を精神的側面や社会・家庭生活上の制約を把握できるCBSの開発を試みたもの[34]や日本語版Zarit介護負担尺度短縮版（J-ZBI_8）を使用することにより、介護者自身が患者の受診の必要性を判断できるほどの観察能力について調査している研究や[35]、認知症高齢者の生活を日々見ている家族が行う認知症判断は極めて的確で医師の診断率を上回る可能性があることに言及した研究[36]、同様に16市町村1万8,095人を対象にした在宅高齢者の知的能動性低下に対する家

族の判断や認知症の判断は第1次スクリーニング法として有用であったとする研究[37]などがある。

また、介護家族に対する生涯教育のあり方を追求した研究もある。宮上は介護家族の実践力の変化プロセスを基に、自ら開発した学習支援モデルを成人教育理論に対応させることにより、自ら発案した学習支援モデルを評価分析している。それによると学習支援モデルは、混乱の段階や介護する体制を築く段階を経て次に向かう「介護が質的に向上する段階」において、「解釈のパターンの相対性に気づく」「解釈のパターンの変容を進める」という2つが成人教育理論と一致していた[38]と報告している。

3 新しい介護家族研究の台頭

認知症患者の終末医療と病名告知に関する課題[39-42]は山積しているが、いずれも介護家族の意向[43]が介護家族への援助の課題になる。またこれは日本の家族文化における価値意識に関係する問題でもあり、高齢者のEOL（End of Life）ケアのあり方[44]にも結び付いた課題でもある。

その他、認知症患者の行動・心理症状（BPSD）が介護家族に与える影響に関する研究[45,46]や若年性認知症を支える介護家族固有の実態・方策[47]などの究明は、始まったばかりであるが、こうした動向の背景には、治療に対する期待や早期治療とケアの質向上に対する追究がある。

認知症患者の家族看護のあり方

1 対話型思考の援助を基本に据える

あらかじめ用意された枠組みに基づくのではなく、与えられた条件下で、とにかく何とかしようという仕事の仕方は、よく知られているようにクロード・レヴィ＝ストロース（Levi-Strauss Claude）が「ブリコラージュ（Bricolage：器用仕事）」として定式化したものである[48]。

介護家族の介護時間はブリコルール（器用人）によるブリコラージュといってもよい。ブリコラージュは職業人としての介護や看護の仕事の特徴でもある。クロード・レヴィ＝ストロースは、ブリコラージュの思考は具体的なものから出発して、それを離れず、そのイメージを少しずつずらしながら重ね合

わせていき、多面的関係の中においていく思考方法で、それは未開と文明を問わず人間の根源的な思考だ[48]と言っている。

　看護の仕事の築き方や業務の仕方、そしてその思考やそこでの拘束感情は、介護家族のそれと極めて類似している。ゆえに介護家族は看護職に「なんでも屋」を要求し、一方、看護職は家族にブリコルールモデルをイメージし、患者に対する家族役割を期待し、ブリコラージュを押し付けやすい。しかし、看護職などの専門家の「支援」「サポート」「ケア」は人為的な援助をその出発点においた行為であることを常に自覚しておきたい。家族こそが、介護の主体者として、認知症患者のケアパートナーとして生きるだけでなく、規範と常識の世界でもともに生きている人である[49]。

　家族には、それぞれの歴史があり、固有の価値がある。そのため看護職は倫理的過ぎる家族像、完璧なキーパーソン像や家族関係像をもって家族指導をしたり、エリザベス・キューブラ・ロス（Elisabeth Kübler-Ross）のような介護受容像を援助の枠組みにおいた援助のあり方は、少なくともクロード・レヴィ＝ストロースのいう"野生の思考"ではない。野生の思考は、他者の気持ちになろうとする私と、私によって私の気持ちになろうとする私と、私によって私の気持ちにさせられた他者との出会いを成り立たせる対話型の思考システムである[50]。

2 介護家族は闇の中でいつも揺れている存在であることを援助の基準にする

　「認知症の人と家族の会」の初参加者が次回会合に来られなくなる理由の一つに、「私はあんな素晴らしい介護のマネはできない」というのがある。「会」の流れの中に、何かが、この人の抱える家族の闇を刺激し、心を傷つけてしまったのであろう。常に個別援助には、取り返しのつかない事態になるようなリスクが隠されている。特に看護介入を意識した家族援助では、家族も病む人であるという認識を前提においたほうがよい。鹿子らの調査によると、2002年から2005年までに介護老人保健施設や通所サービスを利用した認知症の介護家族125名のうち、「バーンアウト徴候あり」と「バーンアウト状態」の者が82人（65.6％）で、

約3分の2の人がストレスに対応できていなかった[51)]という。介護をすることで病んでゆく大勢の家族に、「優しい・冷たい」などと裁断することの不遜さは、看護倫理の視点からしても正してゆく必要がある。

3 看護ケアの質向上に専心する

言うまでもなく、介護家族は望んだわけではない介護を強いられて苦しんでいる。看護職はこの状況を患者と家族にとってよりよい方法でよりよく終結させるために専心する必要がある。家族が認知症の状態に気づいた時から終末期に至るまでの間、"ちょうどよく"そこの場にいて、看護としてできる独自の治療ケアを提供する役割が看護職の第一義的な仕事である。

おわりに

認知症患者とともに生きる介護家族が抱える負担と困難は、認知症固有の多彩な心理・行動と、老いゆく過程で生ずる病態変化に、長い期間寄り添うことにより起きている問題である。その中で介護家族は、自分が抱えている事情、思考、価値、情報、生活スキル、体力、ネットワークなどを点検する。その時でも絶望したり、あがいたり観念したりしつつプロセスをたどる。このような心性を看護職は自律性（Autonomy）の面から評価する必要がある。重要なことは、看護職もまた看護の役割を介護家族と同じように悩み、揺らぎながら援助を考えている人間であるという自己覚知をもつことではあるまいか。

一方で、大多数の看護職は、1998年から2003年の6年間に起こった介護殺人198件の関係者の背後にある問題[52)]をほとんど知らないできた。貧困、失業、病弱、社会的孤立、孤独といった多問題を抱えた介護家族について今まで知らなかったことを知るには、クロード・レヴィ＝ストロースの示すところの思考が好ましい。この思考自体が、ネットワーカーとしての看護職をつくると思う。

ごく近い将来には、ものを言う男性介護者との出会いが増える。また、一人暮らしの認知症の世帯や病弱の介護者と認知症の人との二人世帯も増える。人口、世帯、サービス資源の都市を含む地方格差も拡大していくだろう[53)]。認知症患者の高齢者家族に対

する看護の実践・研究では、こうしたミクロ・マクロ的関心が欠かせない。

＜家族看護7(1), p.6-15, 2009より＞

引用・参考文献

1) 厚生労働省高齢者介護研究会(代表：堀田力)：2015年の高齢者介護　高齢者の尊厳を支えるケアの確立に向けて, 2003.
2) 河合雅雄：子どもと自然, 岩波書店, p.163, 1990.
3) 前掲1), p.186.
4) 中島紀恵子：被災者と被災地に試される感受性(第10回日本在宅ケア学術集会会長講演), 日本在宅ケア学会誌, 10(1), p.5-8, 2006.
5) S. Gunn(WHO)/鵜飼卓, 山本保博訳：災害医学の学術的論拠　新しい理念, 救急医学, 15(13), p.1721-1725, 1991.
6) 森岡清美編：社会学講座3　家族社会学, 東京大学出版会, p.141-157, 1972.
7) 妻井令三：当事者・家族にとって認知症介護のリスクは……, 日本認知症ケア学会誌, 6(3), p.479-485, 2007.
8) 高見国生：介護家族を支える, 上野千鶴子, 大熊由紀子, 大沢真理, 神野直彦編：ケアその思想と実践4　家族のケア　家族へのケア, 岩波書店, p.115, 2008.
9) 中島紀恵子, 永田久美子, 中野正孝, ほか：在宅障害老人をかかえる介護者の介護上の困難に関する研究, 日本保健医療行動科学会年報, vol.1, p.109-125, 1986.
10) 中島紀恵子：老人看護の問題点, 治療, 68(2), p.291-298, 1986.
11) 中島紀恵子, 永田久美子：家庭看護を困難にする要因に関する数量化分析, 1998年度　厚生省循環器病研究委託費による研究報告集(新井宏朗代表：高齢化社会における循環器病の管理システム化に関する総合的研究), p.127-139, 1998.
12) 中島紀恵子, 永田(斉藤)久美子, 服部(月橋)ユカリ：呆け老人とその家族の実態　呆け老人をかかえる家族の会　第2次調査, 保健婦雑誌, 38(12), p.10-47, 1982.
13) 財団法人ぼけ予防協会・毎日新聞社：痴呆性(ぼけ)老人を抱える家族の全国実態調査報告書　第1回(委員長：中島紀恵子), 1991.
14) 健康保険組合連合会：痴呆性(ぼけ)老人を抱える家族全国実態調査報告書(委員長：中島紀恵子), 平成11年度特別保健福祉事業, 2000.
15) 中島紀恵子：介護する側への援助, からだの科学, No.185, p.83-86, 1995.
16) 原等子, 中島紀恵子：痴呆性高齢者の家族介護時間の特性　家族介護主担者の時間的様相, 老年看護学, 7(2), p.70-82, 2003.
17) NHK放送文化研究所編：データブック　国民生活時間調査, 日本放送出版協会, p.212-214, 1996.
18) 新名理恵：在宅痴呆性老人の介護者負担感　研究の問題点と今後の展望, 老年精神医学雑誌, 2(6), p.754-762, 1991.
19) 北川公子, 萩野悦子, 中島紀恵子：わが国における老年看護学研究の動向と今後の課題, 看護研究, 33(6), p.467-477, 2000.
20) 諏訪さゆり, 湯浅美千代, 正木治恵, ほか：痴呆性老人の家族看護の発展過程, 看護研究, 29(3), p.203-214, 1996.
21) 田中(高峰)道子, 赤木陽子, 多久島寛孝, ほか：認知症高齢者の家族介護に関する研究　家族看護の6段階の発達過程と社会的な支援, 保健科学研究誌, vol.4, p.11-19, 2006.
22) 佐伯あゆみ, 大坪靖直：認知症高齢者を在宅で介護する家族の家族機能と主介護者の介護負担感に関する研究, 家族看護学研究, 13(3), p.132-142, 2008.
23) 太田喜久子：老人のケアにおける家族の負担とストレスに関する研究の動向, 看護研究, 25(6), p.12-20, 1992.
24) 井上郁：認知障害のある高齢者とその家族介護者の現状, 看護研究, 29(3), p.17-29, 1996.
25) 太田喜久子：痴呆性老人と介護者の家庭における相互作用の構造, 看護研究, 29(1), p.71-82, 1996.
26) 山本則子：痴呆性老人の家族介護に関する研究　娘および嫁介護者の人生における介護経験の意味　2. 価値と困難のパラドックス, 看護研究, 28(4), p.67-87, 1995.
27) 山本則子：痴呆老人の家族介護に関する研究　娘および嫁介護者の人生における介護経験の意味　4. 介護しなければならない現実と折り合う・介護の軌跡・結論, 看護研究, 28(6), p.51-70, 1995.
28) 天田城介：在宅痴呆性老人家族介護者の価値変容過程, 老年社会科学, 21(1), p.48-61, 1999.
29) 中島紀恵子：日本のセルフ・ヘルプグループ　その活動の意味, 日本保健医療行動科学会年報, vol.4, p.21-32, 1986.
30) 中島紀恵子：在宅ケア・施設ケアの接点としての「家族の力」, 病院, 41(11), p.991-995, 1982.
31) Noel J. Chrisman/麻原きよみ, 鈴木久美監訳：CBPRとは何か　Community-Based Participatory Researchの定義・方法・アウトカム, 看護研究, 39(2), p.3-10, 2006.
32) 佐分厚子, 黒木保博：家族介護者の家族会参加による介護への適応モデル, 日本保健科学学会誌, 10(2), p.80-88, 2007.

33) 荒井浩道：認知症介護家族がかかえる困難への支援 ナラティブを中心に，ジェロントロジー研究報告書，No.7, p.75-80, 2004.
34) 木之下明美, 朝田隆：在宅痴呆性老人に対する介護にかかわる社会・家庭的負担評価票（CBS）の作成とその臨床的意義の検討，老年社会科学, 21(1), p.76-85, 1999.
35) 小林裕人：認知症高齢者を介護する家族自身の受診ニーズをとらえる　日本語版Zarit介護負担尺度短縮版（J-ZBI_8）を用いた検討, 老年精神医学雑誌, 19(6), p.681-686, 2008.
36) 山本千紗子, 佐藤直美, 星旦二：家族が行う認知症判断の確かさ　介護保険による認知症認定率と先行研究における死亡率との比較検討から, 日本認知症ケア学会誌, 4(2), p.496-506, 2005.
37) 山本千紗子, 巴山玉蓮, 櫻井尚子, ほか：16市町村における在宅高齢者の知的能動性低下と家族の痴呆判断に関する研究, 日本痴呆ケア学会誌, 3(1), p.13-20, 2004.
38) 宮上多加子：家族の認知症介護実践力に関する研究　成人の特徴に基づいた生涯学習支援の検討, 高知女子大学紀要社会福祉学部編, Vol.55, p.1-12, 2006.
39) 三宅貴充：終末期痴呆の医療に関する意思決定　患者と家族の関係, 老年精神医学雑誌, 10(10), p.1225-1229, 1999.
40) 今井幸充, 杉山美香, 北村世都：アルツハイマー病告知の現状と問題点, 老年精神医学雑誌, 11(11), p.1225-1232, 2000.
41) 朝田隆：アルツハイマー病の告知, 精神科治療学, 19(2), p.157-161, 2004.
42) 宮永和夫：若年痴呆の実態と今後の方向　若年痴呆の施設及び制度について, 痴呆介護, 4(3), p.119-124, 2003.
43) 山下真理子, 小林敏子, 松生一生, ほか：アルツハイマー病の病名告知と終末期医療に関する介護家族の意識調査, 老年精神医学雑誌, 15(4), p.434-445, 2004.
44) National Advisory Committee/岡田玲一郎監訳：高齢者のend-of-lifeケアガイド　ときに治し, しばしば慰め, つねに癒す, 厚生科学研究所, p.215-240, 2001.
45) 大西丈二, 梅垣宏行, 鈴木裕介, ほか：痴呆の行動・心理状態（BPSD）および介護環境の介護負担に与える影響, 老年精神医学雑誌, 14(4), p.465-473, 2003.
46) 檮木てる子, 内藤佳津雄, 長嶋紀一：在宅における認知症の行動・心理症状と介護への自己評価が介護負担感に及ぼす影響, 日本認知症ケア学会誌, 6(1), p.9-19, 2007.
47) 沖田裕子, 岡本玲子：若年認知症の家族が必要としている支援内容とその時期, 日本認知症ケア学会誌, 5(3), p.480-491, 2006.
48) クロード・レヴィ＝ストロース/大橋保夫訳：野生の思考, みすず書房, p.22-41, 1976.
49) 小澤勲：認知症とは何か, 岩波新書, p.177-179, 2005.
50) 見田宗介, 栗原彬, 田中義久：縮刷版　社会学事典, 弘文堂, p.881, 1994.
51) 鹿子供宏, 上野伸哉, 安田肇：アルツハイマー型老年認知症患者を介護する家族の介護負担に関する研究　介護者の介護負担感バーンアウトスケールとコーピングの関連を中心に, 老年精神医学雑誌, 19(3), p.333-341, 2008.
52) 加藤悦子：介護殺人　司法福祉の視点から, クレス出版, p.44-51, 2005.
53) 中島紀恵子：認知症ケアの新しい動きと家族支援のあり方, 公衆衛生, 70(9), p.20-25, 2006.

生活習慣病患者の家族と看護師の関係性パターン
援助に行き詰まった事例の分析から

渡辺 裕子 Watanabe Hiroko　家族ケア研究所所長
柳原 清子 Yanagihara Kiyoko　東海大学健康科学部看護学科教授

はじめに

　家族との生活の中で病が生まれ、また家族との生活の中で回復が図られていく生活習慣病の特徴は、ケアが、患者を対象にするのみでは完結しないことを意味している。患者の健康問題を、家族全体の問題として捉え、家族メンバーが力を出し合い協力して問題に取り組めるような支援が必要となり、このような認識の下、以前から看護師は、患者の家族に指導や教育、あるいは相談といった機能を発揮して援助を試みてきた。
　筆者（渡辺）は、1997年から、看護実践の場で、家族へのケアに関わる看護職からの相談を受け、コンサルテーション活動を実施してきたが、昨今特に、家族への関わりに行き詰まりを感じるという事例の相談が多くなってきているように感じている。具体的な相談内容としては、「家族が何を感じ、考えているのかがわからない」といった看護師からみると理解不能に感じる家族、あるいは、クレーマー家族、モンスター家族とも総称されるような「攻撃的で怖いと感じる家族」、さらには患者の健康問題以外にも複雑で困難な問題を抱えており「関わりが難しいと感じる家族」へのケアに関する事柄である。しかし、こうした看護師の悩みは、あくまでも医療者である看護師側からみた家族の姿であり、家族からみれば、また医療者である看護師に対し、関わりにくさを感じている可能性は否めない。このような「関わり」の問題は、双方向の関係性の下に生じているのであり、看護師が、援助に対する行き詰まりを打開して一歩踏み出すためには、まずは、家族と看護師との

間にどのような関係性が生じているのかをアセスメントすることが必要であろう。

本稿では、上述したような看護師の悩みを多少なりとも軽減し、生活習慣病患者の家族への援助における行き詰まりを打開して、一歩でもケアに踏み出せる一助になることを願い、家族と看護師の関係性パターンの特徴について考えてみたい。

援助に行き詰まりを感じる生活習慣病患者の家族と看護師の関係性パターン

まず、本稿で述べる関係性パターンがどのような経緯で明らかにされたかを述べておきたい。

先に述べたように、筆者は、長年看護職を対象とした事例に関するコンサルテーション活動を実施してきた。そして、2003年から、筆者が主催する家族ケア研究所が発行する機関誌「月刊家族ケア」に、事例を紹介してきた。そして、2005年からは、渡辺式家族アセスメントモデルを用いた事例の分析や、コンサルテーションのプロセスを掲載してきたが、渡辺式家族アセスメントモデルを用いた事例の分析を積み重ねる中で、しだいに、看護師が援助に行き詰まりを感じる場面においては、看護師と家族の関係性にあるいくつかの特徴的なパターンがあるのではないかと漠然と気づくようになっていった。そして、この気づきを基に、すでに雑誌や書籍で紹介した事例を素材に、柳原とともに、そこに表れている関係性のパターンを分析したのが本稿で紹介する内容である。

分析に用いた事例は、広く看護師が援助に行き詰まりを感じていた事例であり、生活習慣病のみに限ったものではないが、抽出されたパターンはどれも、生活習慣病患者の家族と看護師の関係性にも適応可能だと考えている。

1 関係性パターンの分類方法

看護師からの相談内容を渡辺式家族アセスメントモデルを用いて分析し、その分析過程で明らかになった看護師と家族との関係図に着目し、類似するものごとに分類した。さらにそれらを、「看護師と家族のパワーバランス」と「両者の心的距離とエネルギーの向き」などに着目して、さらに分類した。そして、分類されたグループごとに、看護師と家族との関係性を端的に表す

ネーミングを施した。

2 関係性の全体像

抽出された関係性は、「看護師と家族のパワーバランス」に着目した分類

〔表〕関係性パターン

パターン1：看護師、家族ともにパワーが低いパターン 　①見えない壁に阻まれ型 　②途方に暮れた立ちつくし型 パターン2：看護師、家族ともにパワーが高いパターン 　①両者譲らずがっぷり四つ型（家族先手編） 　②両者譲らずがっぷり四つ型（医療者先手編） パターン3：看護師のパワーが高く、家族のパワーは低いパターン 　①糠に釘型 　②追えどもかわされ不発型 　③理想の家族押しつけ型 パターン4：看護師のパワーが低く、家族のパワーは高いパターン 　①耐え忍び型 　②逃げども追われる型 　③召し使い型

によって、表の4つのパターンが明らかになった。

さらに、それぞれの「両者の心的距離とエネルギーの向き」に着目したところ、パターン1とパターン2は、さらに2つのタイプに、パターン3とパターン4は、それぞれ3つのタイプに分類され、全体として10のパターンが明らかになった。

3 10のパターンの概要

パターン1-①：見えない壁に阻まれ型

例えば、家族が面会に訪れても看護師を避けるようにそそくさと帰ってしまい、看護師はなかなか声がかけられないような場面に代表される関係性のパターンである（図1）。

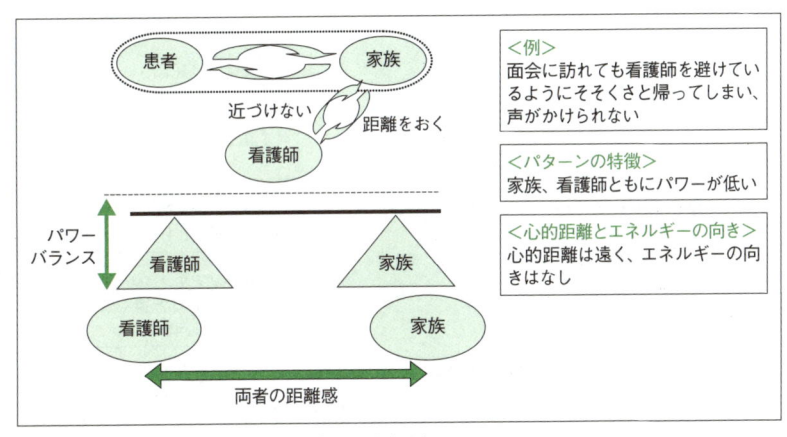

〔図1〕パターン1-①：見えない壁に阻まれ型

<例>
面会に訪れても看護師を避けているようにそそくさと帰ってしまい、声がかけられない

<パターンの特徴>
家族、看護師ともにパワーが低い

<心的距離とエネルギーの向き>
心的距離は遠く、エネルギーの向きはなし

このような関係性が続けば、家族が自分たちに距離をおいているように感じ、看護師は関わりを躊躇してなかなか近づけず、ますます距離が開いていくという悪循環が形成されていく可能性がある。両者の心的距離は遠く、お互いにエネルギーが相手に向かわない状態である。

パターン1-②：途方に暮れた立ちつくし型

例えば、糖尿病を長年患っていた一家の大黒柱である患者が脳梗塞を発症した上に他の合併症も重症化し、その後、生命の危機状態は脱したものの、患者の再起が危ぶまれるような深刻な状況に陥ってしまった家族と看護師の関係性に代表される関係性のパターンである（**図2**）。

事の重大さに圧倒されてどう対応したらよいかわからない家族と、事の困難さにアプローチの糸口が見出せずに立ち止まる看護師。お互いに立ちつくし、ますます互いに身動きがとれなくなるという悪循環が形成されていく可能性がある。看護師と家族の心的距離はさほど遠くはないが、両者とも近づこうとするエネルギーの向きはなく、両者の距離感は動かず、静止したままである。

パターン2-①：両者譲らずがっぷり四つ型（家族先手編）

例えば、医療的見地からの必要性に基づき、看護師は、患者の食事・排泄などの介助を行っているが、家族は、「子ども扱いせずに自分でやらせなけ

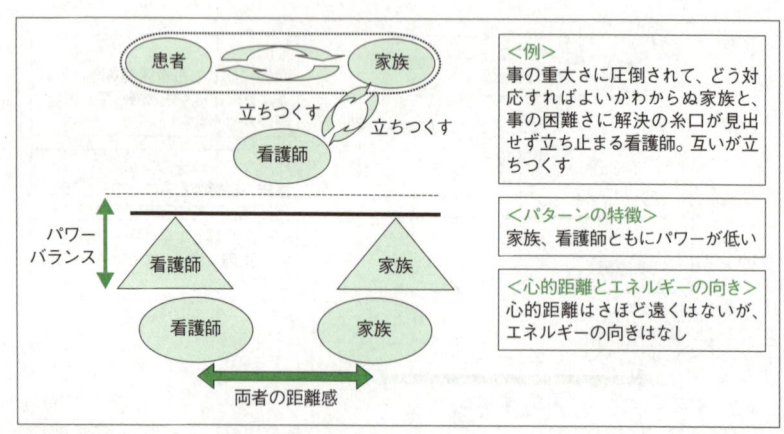

〔図2〕パターン1-②：途方に暮れた立ちつくし型

<例>
事の重大さに圧倒されて、どう対応すればよいかわからぬ家族と、事の困難さに解決の糸口が見出せず立ち止まる看護師。互いが立ちつくす

<パターンの特徴>
家族、看護師ともにパワーが低い

<心的距離とエネルギーの向き>
心的距離はさほど遠くはないが、エネルギーの向きはなし

れば動けなくなる」と訴え、患者の自立を要求。看護師は、その必要性を必死に説明するが、家族の耳には入らず、要求がますますエスカレートするような場面に代表される関係性のパターンである（**図3**）。

このままの関係性が続けば、家族の要求に対して、看護師はその不利益について説明するが、ますます家族は苛立ちを強め、さらにいっそう要求は強まるという悪循環が形成されていく可能性がある。家族は看護師の行動を変えようとして看護師に近づき、看護師も家族の理解を得たいとして家族に近づき、両者の心的距離は互いに近づいていく。

パターン2-②：両者譲らずがっぷり四つ型（医療者先手編）

例えば、看護師は、家族が確実に患者に服薬させることは可能であり、そうしてほしいと求めるが、家族は、これ以上患者の問題に関わることはできないと強く拒んでいるような場面に代表される関係性のパターンである（**図4**）。

このままの関係性が続けば、看護師の求めに、家族はいっそう態度を硬化させるが、看護師は、それでも何とか家族に協力を得たいと強く求め、ますます家族は頑なになっていくという悪循環が形成されていく可能性がある。看護師は、家族に変化をもたらしたいとして家族に近づき、家族も看護師の

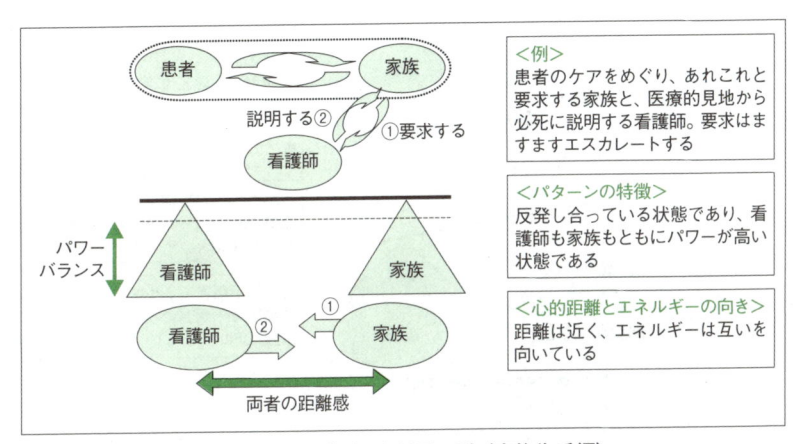

〔図3〕パターン2-①：両者譲らずがっぷり四つ型（家族先手編）

理解を得たいとして看護師に近づき、両者の心的距離は互いに近づいていく。

パターン3-①：糠に釘型

例えば、看護師が、患者の病状回復のために、家族に熱心に食事指導をするが、家族は他人事のようなそぶりでそれを聞き、指導したことはまったく実行されないといった場面に代表される関係性のパターンである（**図5**）。

このままの関係性が続けば、指導しても、手応えが得られない看護師が、

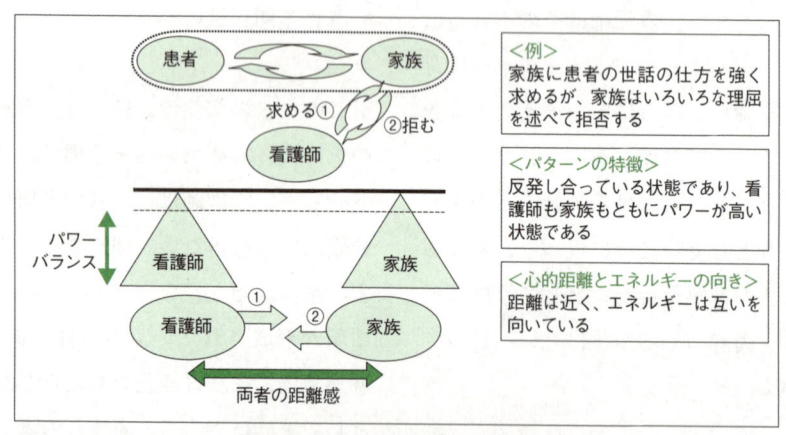

〔図4〕パターン2-②：両者譲らずがっぷり四つ型（医療者先手編）

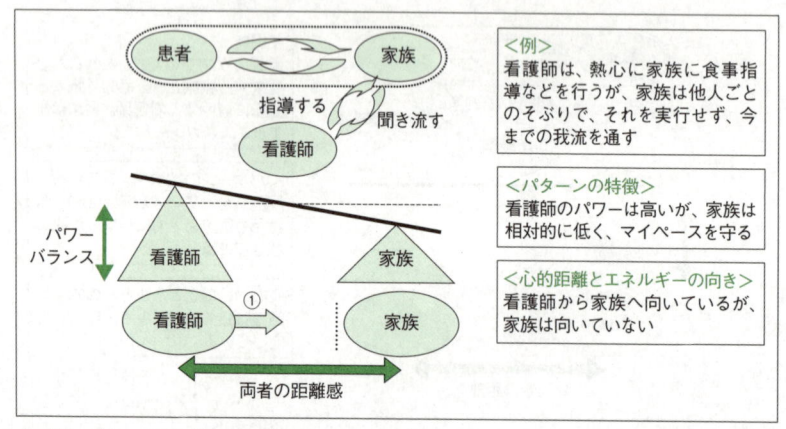

＜例＞
家族に患者の世話の仕方を強く求めるが、家族はいろいろな理屈を述べて拒否する

＜パターンの特徴＞
反発し合っている状態であり、看護師も家族もともにパワーが高い状態である

＜心的距離とエネルギーの向き＞
距離は近く、エネルギーは互いを向いている

〔図5〕パターン3-①：糠に釘型

＜例＞
看護師は、熱心に家族に食事指導などを行うが、家族は他人ごとのそぶりで、それを実行せず、今までの我流を通す

＜パターンの特徴＞
看護師のパワーは高いが、家族は相対的に低く、マイペースを守る

＜心的距離とエネルギーの向き＞
看護師から家族へ向いているが、家族は向いていない

ますます家族に対する指導を強化し、家族は聞き流すという悪循環が形成されていく可能性がある。看護師は、家族を変化させようと家族に向けてエネルギーを発しているが、家族はそれをブロックしており、家族に動きはない。

パターン3-②：追えどもかわされ不発型

　例えば、看護師は、患者にとって最良の療養場所は自宅であり、在宅介護が可能であると判断し自宅退院を迫るが、家族はさまざまな理由をつけて決定を先延ばしにするような場面に代表される関係性のパターンである（**図6**）。

　このままの関係性が続けば、先延ばしにする家族を説得して自宅退院の決定にもちこみたいと看護師はますます迫り、家族はとにかくかわすことに専心するという悪循環が形成されていく可能性がある。看護師は、家族の理解と協力を求めたいと家族に迫るが、家族は看護師と向き合うのではなく、むしろ反対側に逃げ、両者の距離は縮まらない。

パターン3-③：理想の家族押しつけ型

　例えば、看護師は、患者の病状の回復を図るため、家族に熱心に指導をし、家族もそれを聞き入れ懸命に応じようとするが、しだいに疲弊感が募り、家族のパワーが低下してしまうような場面に代表される関係性のパターンである（**図7**）。

　このままの関係性が続けば、看護師は、疲弊しつつある家族を励ましてさ

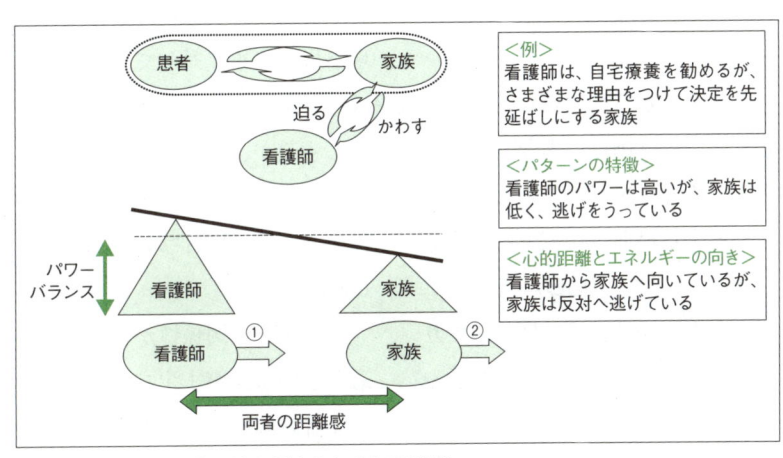

〔図6〕パターン3-②：追えどもかわされ不発型

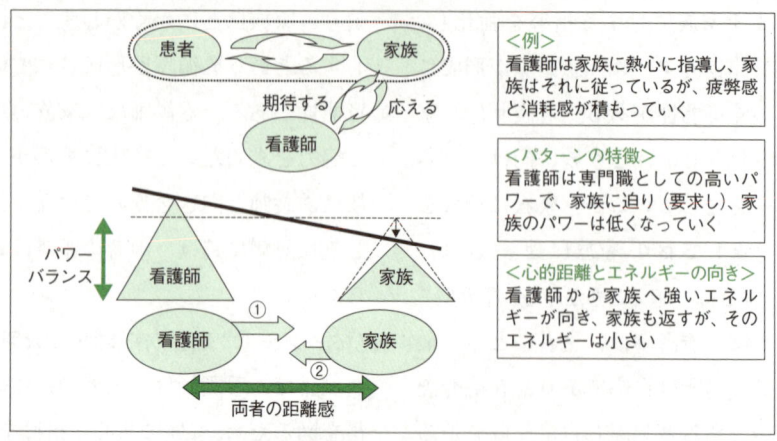

〔図7〕パターン3-③：理想の家族押しつけ型

らなる指導を続け、ますます家族は消耗していくという悪循環が形成される可能性がある。看護師は、家族に強いパワーを向けており、家族も何とか期待に応えようと看護師にパワーは返すが、そのエネルギーは小さくなっていく。

パターン4-①：耐え忍び型

例えば、家族からの度重なるクレームや叱責に、看護師は、あたりさわりなく接してその場を収め、何とかやり過ごそうとする場面に代表される関係性のパターンである（図8）。

このままの関係性が続けば、あたりさわりのない看護師の対応に業を煮やした家族が、ますます激しく詰め寄るという悪循環が形成される可能性がある。家族からの激しい攻め寄りに、看護師は壁をつくってブロックし、両者の心理的距離は埋まらないままである。

パターン4-②：逃げども追われる型

例えば、家族の社会的地位や経済力などを盾に特別扱いを求めるといった理不尽な要求に対して、看護師はきっぱりと断ることもできずに距離をおこうとするが、家族の訴えはますますエスカレートするばかりといった場面に代表される関係性のパターンである（図9）。

このままの関係性が続けば、要求が通らない家族がますますエスカレートして看護師に迫り、看護師はますます近づくことが苦痛となって距離をおく

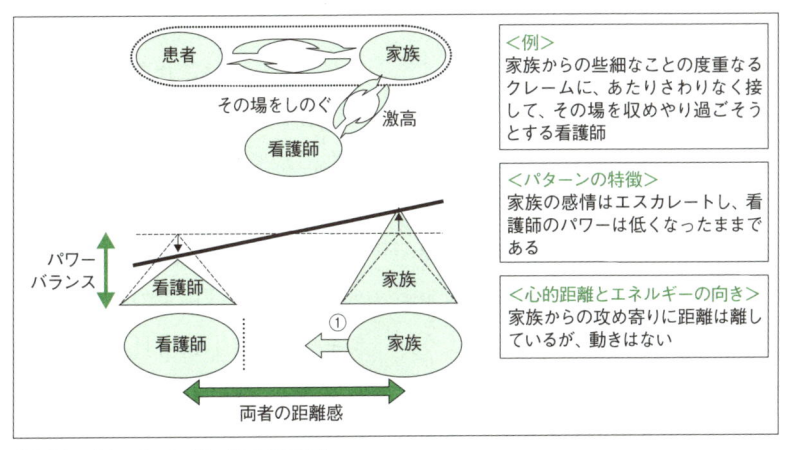

〔図8〕パターン4-①：耐え忍び型

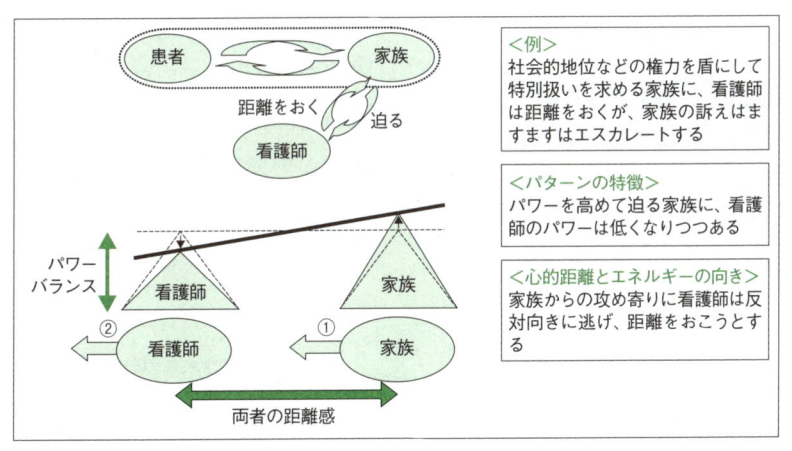

〔図9〕パターン4-②：逃げども追われる型

という悪循環が形成される可能性がある。家族は看護師に向けて大きなエネルギを向けているが、看護師は反対側に逃げ、両者の心的距離は埋まらないままである。

パターン4-③：召し使い型

　例えば、生活習慣病の進行とともに介護度の高い患者を自宅で介護している家族が、看護師に自分のイメージどおりのケアを行うことを厳しく求め、看護師は何とかそれに応じようと専心

するという場面に代表される関係性のパターンである（図10）。

このままの関係性が続けば、ますます家族の要求水準が高くなり看護師が消耗していくという悪循環が形成される可能性がある。家族は、看護師に要求どおりのケアを求めて高いエネルギーを向け、看護師もそれに応えようと巻き込まれるように家族にエネルギーを向け、お互いの心的距離はますます近づいていく。

看護師と家族の関係性のパターン分類をどのように活かすか

以上、援助に行き詰まりを感じる生活習慣病患者の家族と看護師の関係性において特徴的な10パターンを紹介した。それではこれを、どのように援助に活かしていけばよいのだろうか。

先に述べたように、このパターン分類は、看護師と家族との関係性に着目し、さらに、「看護師と家族のパワーバランス」と「両者の心的距離とエネルギーの向き」に着目して分類したものである。得られた10のパターンを見ると、両者ともにパワーが低くなり過ぎていたり、高くなり過ぎていたり、あるいは、一方が他方に比べてパワーが高くなり過ぎていたりというバランスの乱れが確認された。また、心的距離においては、一方が他方のエネルギーをブロックしていたり、一方が働きかけても一方が他方に逃げ腰だった

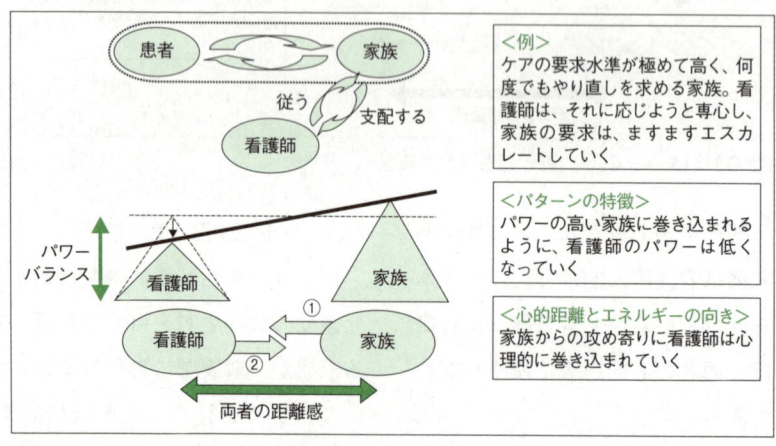

〔図10〕パターン4-③：召し使い型

<例>
ケアの要求水準が極めて高く、何度でもやり直しを求める家族。看護師は、それに応じようと腐心し、家族の要求は、ますますエスカレートしていく

<パターンの特徴>
パワーの高い家族に巻き込まれるように、看護師のパワーは低くなっていく

<心的距離とエネルギーの向き>
家族からの攻め寄りに看護師は心理的に巻き込まれていく

り、あるいはお互いにエネルギーを向け合って巻き込まれていったりと、心的距離においても、いくつかの特徴がみられた。悪循環を形成しがちな関係性の修復とともに、こうしたパワーバランスの乱れや歪みのみられる心的距離のとり方を修正することによって、援助の行き詰まりを解消する糸口が見出されるのではないだろうか。

例えば、看護師と家族の両者のパワーレベルが高く、心的距離が近づいていくパターン2では、援助の方向性としては、(1)「要求する―説明する」「求める―拒む」という悪循環を断ち切り、良循環を形成していく、(2)両者のパワーレベルを下げる、(3)互いの心的距離を適正に保つといったポイントが明らかになる。そして、この3つのポイントをクリアするための対処として、以下のような具体的な方法が導き出されるのではないだろうか。

1 看護師のパワーレベルを下げ、アセスメントを行い仮説をもつ

双方のパワーレベルを下げるためには、「困った家族」とのレッテルを外し、一歩距離をおいて、今、家族との間で起こっている現象を冷静に客観的に見つめることが求められる。具体的には、自分たちと家族との関係性をアセスメントしてみることが必要であろう。そして、関係性だけではなく、家族の言動の根底にある感情やそう言わざるを得ない家族の固有の事情を探ることも重要である。

例えば、「子ども扱いせずに自分でやらせなければ動けなくなる」という訴えは、看護師からみれば、病状の理解が不十分であるがゆえの一方的な家族の言い分にも聞こえるが、そこには、患者の回復への切なる願いが隠されていたり、また、これまで家族に依存的だった患者との関係性の中で、「退院後、これ以上本人が依存的になっては困る」という家族の助けを求める声が見え隠れする場合もある。また、他の家族成員からの何らかの影響を受けた発言であることも少なくない。これは、すべて仮説にしか過ぎないが、次なる一歩を踏み出すためには、何らかの仮説をもつことが不可欠であり、こうした仮説の発見は、まずは看護師が自らのパワーレベルを下げ、冷静にアセスメントすることによって初めて可能になる。

2 家族のパワーレベルを下げる

　看護師のパワーレベルを下げるとともに、いかにして家族のパワーレベルを下げるかが、このパターンの要になる。具体的には、説明や説得は止めて、家族の感情を受け止めて感情の沈静化を図ることである。相手の言い分に十分に耳を傾け、そう主張する相手の言い分を誠実に受け止めるといったアプローチが不可欠であろう。ここで活かされるのが、先に述べたアセスメントで得た仮説である。相手の言い分の根底にあるものを推察し、仮説として有しているからこそ、過度に防衛的になることなく、適切に会話のコントロール権を握り、語られる相手の話に深い共感も納得も可能となる。

3 悪循環を良循環に是正し、心理的な距離をとる

　看護師のパワーレベルを下げ、家族の感情の沈静化を図ることができれば、「要求する─説明する」「求める─拒む」といった悪循環から脱し、冷静に話し合える道も開けてくる。看護師が、家族がそう主張せざるを得ない家族側のストーリーをしっかり受け止めたならば、医療者としても、家族が望まない行為であっても、時に医療者として実施せざるを得ない局面があることを、ある種のつらさとともに家族に伝えることが可能になるのではないだろうか。ここで家族と看護師は、ともに悩みを有する者同士としての対等な関係が築かれる。そして、お互いに悩みを抱えた者として、今後の対応を具体的に話し合うことができれば、「要求する─説明する」「求める─拒む」といった悪循環から脱し、「相談する─応じる」という協力的な良循環が形成されていく。

　具体的には、家族が看護師の立場や意図を理解し、看護師を信頼して任せるという選択肢を選ぶ場合もあれば、やはり納得できずに改善を求めるという方向に落ち着く場合もあるだろう。改善を求めるならば、双方の折り合いがつく何らかの方法を提示して家族に選択を委ねることも可能である。そして、提案した選択肢では解決が見出せないこともあるが、この段階では、双方ともに、激しい感情的な対立や葛藤からは脱し、現実的な交渉へと発展させていくことができるのではないだろうか。つまり、お互いにエネルギーを向け合っていた心的距離は、適切に保

たれていく。

　以上、パターン2を例にとり、パターン分類が、どのようにナースの行き詰まり感を軽減させ、援助の最初の一歩を開くかについて述べてきた。同様に、他のパターンにおいても、(1) 悪循環を形成しがちな関係性の修復、(2) パワーバランスの乱れの修正、(3) 心的距離のとり方の修正の3つのポイントに焦点を当てることにより、援助の行き詰まりを解消する糸口が見出されるものと考えている。

おわりに

　本稿では、生活習慣病患者の家族への援助に行き詰まりを感じている場面における、家族と看護師の関係性のパターンの特徴について述べ、それをどのように援助に活かすのかを、一つのパターンを例に述べてきた。このようなパターン分類を活かすことによって、臨床現場で生活習慣病患者の家族に関わる看護師の悩みが、多少なりとも軽減されることを願っているが、このパターン分類にも、数々の限界が存在する。一つは、看護師と家族の関係性といっても、家族は一人ではなく、患者をめぐって長男夫婦が別々に看護師にアプローチしてくるといったことも決して少なくない。また、先にも述べたように、家族内のある特定の家族成員の言動は、常に患者や他の家族成員の影響を受けているが、そうした家族内部の関係性について、現段階でのこのパターン分類は何ら説明していない。家族看護は、患者を含む一単位としての家族全体を看護の対象とすることがその大きな特徴であり、また看護師の使命である。そういう意味においては、家族看護における看護師の悩みのほんの一部にしか応えられるものではないことを明言しておかなければならない。しかし、看護師が、目の前の一人の家族への対応に難渋し、なかなか援助の糸口が見出せずに困っていることが多いのも、また臨床現場の実情ではないだろうか。そういう意味において、まずは悩みをもつ看護師が、改めて家族と自分たちとの関係性をアセスメントし、態勢を立て直してベッドサイドや訪問に向かうことができるようになるために、ほんのささやかな道具になればというのが筆者らの願いである。

　本稿で紹介した関係性のパターンの

分類は、今後もさらに事例を検証し、改良を重ねていかなければならないと感じている。読者からの率直なご意見をいただければ望外の喜びである。

<家族看護8(2), p.6-14, 2010より>

参考文献

1) 柳原清子, 渡辺裕子：家族と看護師の関係パターンの分析　臨床での「コンフリクト（もめ事）」に焦点をあてて, 家族療法研究, 27(1), p.48, 2010.
2) 渡辺裕子：＜家族ケアの技を学ぶ3＞渡辺式家族アセスメントモデルで事例を解く, 医学書院, 2007.
3) 渡辺裕子：家族像の形成渡辺式家族アセスメントモデルを通じて, 家族看護, 2(2), p.6-20, 2004.

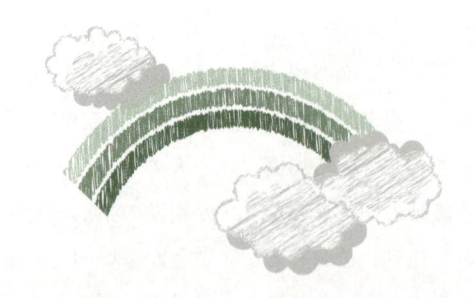

家族を対象にした事例検討

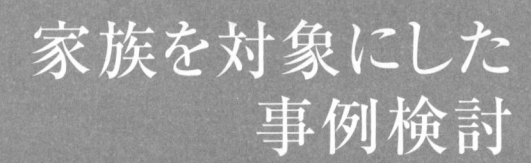

第3章

家族を対象にした事例検討とは
あなたも事例検討をしてみませんか?

鈴木 和子 Suzuki Kazuko　｜　家族支援リサーチセンター湘南代表

はじめに

「幸福な家庭はすべて互いに似かよったものであり、不幸な家庭はどこもその不幸のおもむきが異なっているものである」[1)]というのは、トルストイがある小説の中で言った名言である。これは、問題を抱えている家族の様相は、個別性と複雑性をともない、典型というものはあり得ないということであろう。そもそも家族というものは、その構成員の成り立ちから、それまで経てきた歴史（その家族の抱える問題の根っこが何代も前に遡ることさえあるといわれる）から、まったく異なるわけで、一見幸福そうな家族でも（ずっと幸福な家族はあり得ないと断言できるが）表紙が似ているだけで中身は千差万別であり、しかも日々変化しつづけている。これは、日常的に家族に接している多くの看護職の実感でもあろう。

家族看護では、そのような家族という小集団を援助の対象とするが、家族を事例として見つめてみると、そこで知り得るものの多さに驚き、日々新たな発見をするのである。特に、看護実践者が提示する家族事例は、多くの情報を満載した知識の源であり、筆者にとっては、宝のように輝いてみえる。そこで筆者が教育現場から離れて最初に取り組んだことは、さまざまな健康問題を抱えながら生活している家族を訪ねて面接をさせてもらい、それらの貴重な情報を基に仲間たちと事例検討を行い、家族対処に関する事例研究をまとめることであった。それらの経験も加味しながら、家族を対象とした事例検討の意義を探ってみようと思う。

なお、実践の場では、事例検討会やケースカンファレンスという形式で事例検討が行われることが多い。したがって、この稿では「事例検討」という用語を、主に事例検討会やカンファ

レンスで行う事例検討とする。

事例検討とは何か

　看護における事例検討とは何かについて定義づけを文献から探してみたが、事例報告と同義であると記述されたものや、事例研究の前段階として位置づけ説明されたものが多かった。その中で看護職が行う事例検討に近いものとして、『看護学事典』では、事例検討会（case conference）の定義を「保健医療福祉の専門家が、臨床実践の内容について吟味することを通じて、処遇方針を検討するとともに、臨床家としての資質を磨き力量を高めることを目的とした話し合い……」[2)]と記述している。

　また、社会学から事例研究についての定義を挙げると、「ある一定の社会的単位（個人、家族、集団、地域など）を対象とし、その生活過程の全体や、あるいは特徴的な諸位相に関する資料を蒐集し、記述的な方法を主としつつ研究する質的な分析方法」[3)]となっている。

　実際には、看護現場における事例検討は、当事者が抱えている問題を解決するために、事例に関する情報の報告を基に、実践者間で検討するという実務的な目的をもつことが多い。なお、当事者の抱えている問題とは、家族そのものの問題である場合と事例を報告する援助者自身の問題である場合があるが、結局は、両者の問題を含むことが多い。

　これらの定義を総合し、家族看護に特定した事例検討を定義づけると、「社会的単位としての患者を含む家族を対象として、これまでの経過とその家族への関わりに関する資料を基に、その事例に関する問題解決へ向けて検討し、同時に類似した事例や場面への応用力をつけるために行うこと」ということになるであろう。

　つまり家族看護に関する事例検討の要件として、①患者を含む家族という単位を対象とする、②経過の記述に家族の変化や過程を含める、③援助者と家族の関わりについての記述を含める、④事例の検討から家族看護の応用力をつける、などが重要になるであろう（表）。

〔表〕家族看護における事例検討の定義と要件

定義
社会的単位としての患者を含む家族を対象として、これまでの経過とその家族への関わりに関する資料を基に、その事例に関する問題解決へ向けて検討し、同時に類似した事例や場面への応用力をつけるために行うこと

要件
①患者を含む家族という単位を対象とする ②経過の記述に家族の変化や過程を含める ③援助者と家族の関わりについての記述を含める ④事例の検討から家族看護の応用力をつける

事例検討の形式とその特徴

　これまで筆者の属する家族看護研究会では、一貫して事例検討を中心に開催してきた。当初は、実践者が提出したレポートを材料に自由にディスカッションするという形式であった。その流れは、事例提供者が事例の経過についての概要を説明し、事例を提出した理由を表明する。その後は、司会者にバトンタッチして、全員が質問をしながら、家族の全体像をつくり上げていく。同時に、参加者が今後の援助について意見（仮説）を自由に述べ合い、司会者がまとめるというのが定番であった。それらの論議の中から、事例提供者は今後の援助にヒントが得られ、自己の援助傾向を自覚するなどが主な効果であるが、実際には、事例提供者だけではなく、ディスカッションに参加した全員が何らかの学びを得るプロセスとなっていた。そして、それらの積み重ねから事例研究へと発展したものもある。

　その後、当研究会では、家族の全体像をつくり上げるには、自由なディスカッションだけでは遠回りすることが多く、効果的ではないと気づき、一つの家族アセスメント方式を用いることにした。それにより、今では、より構造化された事例検討が行われている[4]。それらの経緯も含め、事例検討の形式を以下の5つに分類し、それぞれの特徴を考えてみたい。

1 フリーディスカッションによる事例検討

　一般的に行われている事例検討（会）の流れであり、あらかじめ申し出た、あるいは上司などから依頼を受けた事例提供者が事前に準備した事例を報告し、その会で選出、あるいは決まった司会者が進行とまとめを行う。そこには、事例報告のための一定の方式はなく、ディスカッションも自由に行われるのが特徴である。

　この方式では、それぞれ背景の異な

る参加者が自分の立場と経験を活かして、自由な発想から発言して活発な意見交換が行われるという利点がある一方で、有利な立場や職位にある人など発言力の強い人の意見に全員が影響を受けて、新人など弱い立場の人が発言しにくい場合が生じるという欠点もある。つまり、その会の構成メンバーや人数、あるいは司会者の力量によって、よい事例検討になるかどうかが決まり、一種の賭けになる。うまくいけば、全員が満足感や何らかの学びを得て終わることができるが、何かしっくりいかなかったという不全感をもつ場合もあり得る。しかし、事例検討は、その場のディスカッション内容だけではなく、それを踏まえて各自が後で振り返り、そこで出された意見を反芻してみて初めて気づくという効果もあると思われる。最も大切なことは、事例提供者が参加者に非難されたと感じることなく、自分の援助に正しい振り返りができ、今後の関わりに納得がいく示唆が得られたかどうかであろう。その意味で事例検討の成否は、事例提供者と参加者へのエンパワーメントになったかどうかで決まると言っても過言ではないだろう。

2 構造化されたアセスメント方式を用いた事例検討

　フリーディスカッション形式の事例検討では、その時の参加者の構成や力動によるディスカッションの成り行きによって成果が異なることがあるのに対して、構造化されたアセスメント方式を用いて行う事例検討は、進行をよりスムースにし、効果的に行うことができる。特に家族看護の事例では、家族の関係性などの情報が重要な鍵となるため、情報の整理をより容易にする既成の家族アセスメント方式を用いることが一つの方法である。家族が今、何に困っているのか、また家族はどのように対処し、看護職はどう対応しているのかを整理して、最終的には、患者・家族と看護職を含めた関係性に起こっている現象を明らかにしていく渡辺式家族アセスメント方式[5,6]は、一つの事例検討の道具として有効性が高い。

　この方式で事例検討を行うと、事例提供者が質問攻めにあうことなく、1人の家族アセスメント能力だけに頼ることもなく、順序立てて家族アセスメントができ、参加者全員で家族の全体像をつくり上げるプロセスを共有する

ことができる。これにより事例提供者だけに負担がかからず、事例検討を通じてしだいに家族理解が深まり、援助の方向性がみえやすくなるという効果がある。家族看護のためのアセスメント方式は、その他にもいくつか開発されているが、事例検討にどの枠組みを用いるかは、そのアセスメント方式の特徴と適応性を十分理解した上で選択することが重要となるであろう。また、何らかのアセスメント用具を用いる時は、その用具に精通したファシリテーターの存在が不可欠である。

3 コンサルテーションを目的とした事例検討

家族看護の実践者が家族援助に行き詰まりを感じ、深刻な悩みを抱えている場合などには、家族支援専門看護師あるいは同等の能力をもつ経験者・教育者などからコンサルテーションを目的とした事例検討を行うことが有効である。それも事例提供者とコンサルタントが一対一で行う場合だけではなく、他の参加者も加わり集団でコンサルテーションを受けることで、事例提供者だけではなく、参加者全員の成長を促すことが可能となる。

筆者は、数年前に家族看護の実践者に対するコンサルテーションを目的とした事例検討会に参加観察を行い、コンサルタントと相談者・参加者の言動の意味から、事例検討を通じて行われるコンサルテーションプロセスの特質の抽出を試みた。その結果、次のようなコンサルタント《C》と相談者・参加者、つまりコンサルティ＜T＞の間の相互作用のプロセスが明らかになった[7]（図）。

まずTが事例の報告を行い、＜気になっている問題の提示＞をする。それに対してCは、Tから家族の情報を引き出し、《情報の整理と解釈》を行う。解釈された情報の意味によって、Tにとって＜話し合ってほしい問題の焦点化＞ができる。さらに、Cは《家族の感情や認識の代弁》を行う。その結果、Tは、＜自己認識の偏りに関する自己洞察＞をする。また、Cは《家族に対する新しい見方の提示》をし、新しい見方を提示されたTは、＜家族の関係性に焦点を当てたアセスメントの再考＞を行う。Cは《行われた援助の意味の言語化》をし、それに触発されてTは＜家族援助方法の見直し＞を行う。そして、Cは、Tや参加者から出

コンサルタント《C》の言動の意味	相談者・参加者〈T〉の言動の意味
	気になっている問題の提示
情報の整理と解釈	
	話し合ってほしい問題の焦点化
家族の感情や認識の代弁	
	自己認識の偏りに関する自己洞察
家族に対する新しい見方の提示	
	家族の関係性に焦点を当てたアセスメントの再考
行われた援助の意味の言語化	
	家族援助方法の見直し
家族看護のあり方についての意見の集約	
	家族看護に関するテーマの抽出
レベルアップした家族援助への動機づけ	
	専門職としてのあるべき姿の意識の芽生え

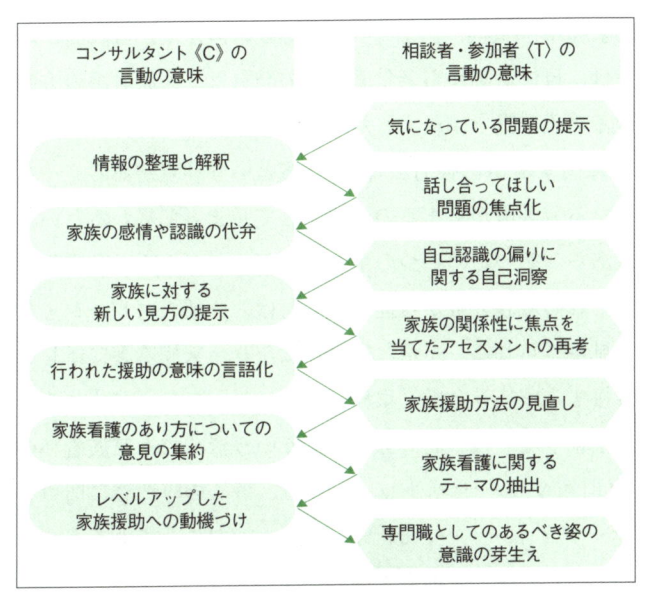

〔図〕コンサルテーションのプロセスと特質
<出典>鈴木和子, 式守晴子, 渡辺裕子：家族看護に関するコンサルテーションのプロセスとその特質, 家族看護学研究, 9（1）, p.12, 2003.

された《家族看護のあり方についての意見の集約》をする。それらを通して参加者自身が＜家族看護に関するテーマの抽出＞をし、Cは、さらに《レベルアップした家族援助への動機づけ》を行い、それらのプロセスから参加者全員に＜専門職としてのあるべき姿の意識の芽生え＞が垣間見られるようになってプロセスは終了する。

この結果から、コンサルテーションを目的とした事例検討では、相談者が提示した事例に関する困りごとに、コンサルタントが違った見方を投げかけ、気づかずに行っている援助の意味を言語化するだけで、相談者が自己洞察を深めていくプロセスであることがわかる。同時に、同席した参加者にも学びの効果がもたらされ、そこから専門職としての自覚や家族看護の基本となるテーマが抽出されるという効果がみられたことは、コンサルタントの巧みな誘導があるとはいえ、事例検討という方法が家族看護の浸透のためには、有効な手段であることを示しているのではないだろうか。

4 多職種による事例検討

　家族看護では、母性看護から老年看護まであらゆる看護分野を網羅するため、家族看護に関する事例検討会は、専門分野の異なる看護職が集まるのが一つの特徴である。そのため一つの事例でも、それぞれの看護分野から違った視点での意見が得られる。また、家族看護学に隣接する家族社会学、家族療法学、社会福祉学などの学問分野を背景とする専門家やソーシャルワーカー、移植コーディネーター、医師、精神保健福祉士などの関連職種も事例によっては、関心を示して事例検討に参加することがある。そのような事例検討では、看護学の考え方や枠組みを越えた意見・見解が述べられることがある。

　例えば、親の看取り方の選択に苦しんでいる次世代家族の事例について、家族療法に詳しい参加者から、マレー・ボーエン（Murray Bowen）の世代間伝達の見地による新しい解釈が提示されたり、移植に関する姉妹間の葛藤について、家族システム論に詳しい社会学者から、家族の関係性を役割システムの視点で解明されたりすると、ぱっとその場に「納得！」という感嘆の声が上がる瞬間がある。これらの発言は、家族看護の方向性に議論が行き詰まった場合に風穴を開けてくれるという利点がある。一方、変に納得してしまって終わるという危険性もあるが、このような多職種による事例検討は、一種のブレーン・ストーミングになり、家族看護に新しい発想や貴重なヒントを与えてくれるのである。そういう意味でも家族看護の事例検討では、多くの専門職に門戸を広げることは大切なことであろう。

5 研究として発展させる事例検討

　当研究会では、過去に事例検討の中から、ある家族看護に関する共通性を見出して研究報告としてまとめた経験がある。それらは、当初から計画的に研究を発展させてきたわけではないが、事例検討を重ねているうちに、家族対処過程や効果的な家族援助方法に、ある共通のパターンがあることに気づき、それを事例研究の方法論に照合してデータを整理し、ある結論を得たという事例検討の副産物とも言うべきものである。

　Yin, R.K.は、事例研究の方法論の一つとして、パターン・マッチングと

いう技法を挙げている[8]。これは、いくつかの事例の中から、同じようなパターンがあることがわかると、事例の属性を絞り込みながら、ある属性とパターンとの関連性を明らかにする方法である。また、事例研究のもう一つの方法論として、時系列分析[9]というものがあるが、過去、現在、時には未来までも、絶え間ない変容をし続ける家族の事例を分析、予測することは、家族の事例をまるごと追うという事例検討でなければできないことであり、その意味でも事例検討の意義は実に大きいのである。このような事例検討から事例研究へと発展させることは、事例提供者だけではなく、参加者にとっても、実践の意味づけとなり、事例検討が家族看護の発展への礎となり、形となって実を結ぶことにつながるのである。

おわりに

これまで事例検討とは何かについて考え、事例検討の種類とその特徴について述べてきたが、どのような事例検討であっても、検討事例の援助に何らかの効果をもたらし、同時に事例検討に参加することによって、参加者全員が何らかの新しいエネルギーを得てエンパワーされることが重要な課題であろう。そのためにも、家族看護の真髄が隠されている一つひとつの家族事例を大切な教材として、今後の家族援助に役立てるような事例検討を実現しなければならない。

そのような事例検討（会）の運営に関しては、忙しい中、貴重な事例を提供してくれた人に対する感謝の気持ちを忘れないようにしたいものである。また、事例提供については、守秘義務を厳守し、議論に差し障りのない程度に家族の背景を改変することや、事例検討終了後には事例に関する資料を回収するなどの配慮は専門職として当然の義務であることは周知のとおりである。

最後に、家族看護を志す皆の足元に眠っているたくさんの家族看護事例という宝を事例検討（会）に積極的に出していただき、そして家族看護について考える貴重な時間を共有する事例検討が身近なものとして定着することを願っている。

<家族看護8(1), p.6-11, 2010より>

引用文献

1) トルストイ／木村浩訳：アンナ・カレーニナ＜上＞, 新潮社, p.5, 1972.
2) 見藤隆子, 小玉香津子, 菱沼典子総編：看護学事典 コンパクト版, 日本看護協会出版会, p.392, 2006.
3) 山本力, 鶴田和美編著：心理臨床家のための「事例研究」の進め方, 北大路書房, p.17, 2001.
4) 柳原清子：「研究会活動」を通しての家族看護学の教育と研究 東海大学家族看護研究会の実際, 家族看護, 7(2), p.107-111, 2009.
5) 渡辺裕子：元気がでるカンファレンスの進め方 渡辺式家族アセスメントモデルを使って, 家族ケア, 7(10), p.1-9, 2009.
6) 鈴木和子, 渡辺裕子：家族看護学 理論と実践 第3版, 日本看護協会出版会, p.122-134, 2006.
7) 鈴木和子, 式守晴子, 渡辺裕子：家族看護に関するコンサルテーションのプロセスとその特質, 家族看護学研究, 9(1), p.10-17, 2003.
8) Yin R.K.：Case Study Research；Design and Methods Fourth Edition, Sage Publications, p.136-141, 2009.
9) グレッグ美鈴, 麻原きよみ, 横山美江編：よくわかる質的研究の進め方・まとめ方看護研究のエキスパートをめざして, 医歯薬出版, p.127-128, 2007.

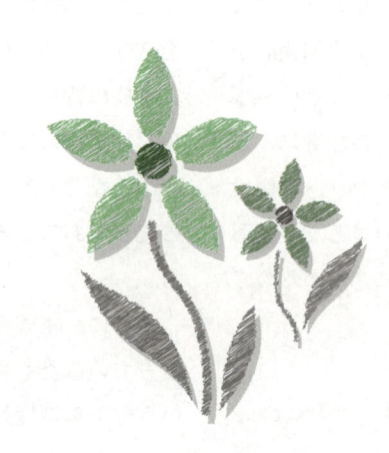

家族に向き合う力を高める事例検討

長戸 和子 Nagato Kazuko 高知県立大学看護学部教授

はじめに

　看護実践においては、対象者の個別性を尊重することが重視され、「その時、その場」での対象者との関わりが大きな意味をもつ。個々の対象者との間で展開される看護のプロセスは極めて個別的なものであり、似たような状況を経験することはあっても、まったく同じ状況はほとんど起こり得ない。あるケースとの間で生じた現象について、「あの時こうすればよかったのではないか」「次に同じような場面に出合ったら、こうしてみよう」と思いをめぐらせた経験は、看護者であれば誰もがもっているであろう。

　看護実践の質の向上を目指すことは看護専門職の責務であり、その一つの方略として事例検討が挙げられる。上述したように、自己の言動を振り返り洞察を深めることも重要であるが、複数の看護専門職が参加して行う事例検討会は、さらに有効な手段と言えよう。

外口は、①看護実践を通じて"成長"を遂げていくための方法、②実践行為としての看護の"隠された構造"を明らかにしていくための方法、③自己の看護体験を積み重ねていくための方法として事例検討が有効である[1]と述べている。あるケースとのケアのプロセスを他者と共有することによって、他のケースとの共通点を見出し、個別のケアから普遍的なケアの方略を導き出すことが可能になる。また、そのケアプロセスを看護学の知識体系のスコープを通して見直すことによって、多面的、探究的に現象を捉える視点を習得することができ、特定のケースとの間で生じた経験を実践の中で培われた「知」へと転換していくことができると考える。さらに、事例検討会を通して得た気づきや学びを内在化することによって、看護実践の変化をもたらすことにもつながるであろう。

　本稿では、このような事例検討の意義を踏まえて、その目的・ゴール、事

例検討を行う際の留意点とプロセスについて述べる。

事例検討の目的・ゴール

1 目的

[1] 事例提供者の"困りごと"に何らかの解決策を見つける

　事例提供者には、その事例を取り上げたいと考えた理由がある。例えば、"終末期患者とその家族に対してもう少し何かできたのではないだろうか。他の看護者ならどうしたかを聞いてみたい""患者のケアについていろいろな要求をしてくる家族。看護者は精一杯応じているが、一向に収まらずエスカレートする一方。どのように対応すればよいのかわからず、皆疲弊している"など、看護者は患者・家族との関わりの中で「困った」「釈然としない」「もう限界」と感じ、「有効な関わり方を知りたい」という思いをもっている。

　したがって、事例検討の目的として、事例提供者がその事例を取り上げたいと考えた理由に対して、何らかの解決策を見つけることが挙げられる。多くの看護者は、その事例だけでなく、他の同じような場面や状況にも応用できるような具体的な関わりの方略を求めて事例検討会に参加している。そのためできる限り、患者・家族への声のかけ方やチームとしての対応の仕方、他職種との協力・連携体制などについて、具体的な場面を想定して多彩なアイデアを出し合い、事例提供者が「やってみよう」と思えるような方略を見出すことが必要であろう。

[2] 患者・家族の体験への理解を深め、家族像を形成する

　患者・家族の言動をさまざまな視点から検討していくと、"困り事"と思っていた事が、実は本質的な問題ではないと気づく場合もある。例えば、"いろいろと要求してくる家族"に対して、"患者を守ろうとする気持ちの強い家族"と捉え直してみると、一つひとつの要求に丁寧に対応することは決して家族の真のニーズへの対応ではなく、家族からの要求は、状況に耐えきれない気持ちの表現である可能性があることに気づく。そして、"困った家族"という家族像から、"今の状況を受け止めきれず、情緒的に混乱し援助を求めている家族"のように新たな家族像が形成され、この家族像を踏まえて、今の状況に対する家族の気持ちをじっ

くり聞いてみるというケアの方向性を見出すことができるであろう。

このように、看護者の視点を広げていくことは、事例検討の重要な目的である。本学では、事例検討を行う際、家族看護エンパワーメントモデルに示されている「家族の病気体験」を理解する視点（表）を活用している[2]。患者・家族はなぜ、そのような言動をとるのか？　この家族にとって病気はどのような意味をもっているのだろうか？　家族はこれからどうしたい・どうなりたいと思っているのだろうか？　家族にとって患者はどういう存在なのだろうか？　など、家族の立場に立って、患者・家族が病気や治療にどう向き合おうとしているのかを理解する。患者・家族の体験を理解することによって、一見了解不能な言動も、納得できる、当然の反応と捉え直し、豊かな家族像を形成することが可能になり、その結果、新たなケアの方略を見出すこともできるのである。

[3] 看護者自身のもっている価値観や信条に気づく

外口は、事例検討の中では、看護プロセス、行為が看護となるための要件、判断・行為の底に流れる価値・信条の

〔表〕「家族の病気体験」を理解する視点

- ・健康─病気のステージ
- ・家族の病気の捉え
- ・家族の情緒的反応
- ・家族のニーズ
- ・家族と家族員の病気との関係

＜出典＞中野綾美：家族エンパワーメントモデルと事例への活用　家族アセスメントと家族像の形成，家族看護，2(2), p.86, 2004.より筆者作表

発見をしていく[3]、と述べている。すなわち、単に患者・家族との関わりがどのように展開されたかを振り返るのみでなく、そのような関わりの根底にある看護者自身の価値観や信条に気づくことの重要性について指摘している。

患者・家族の言動に対する看護者の反応は、看護者がその臨床経験や生活体験の中で培ってきた家族観や看護観などに根ざしている。看護者は、これまでに出会った患者・家族の姿や、自身が育った家族の中での経験などを一つの判断基準としながら、目の前の家族の言動を捉えようとしている。しかし、「普通の家族なら……」などのような一般論や、「今まで私が出会った家族では……」など過去の臨床経験を判断基準とした家族の捉え方では、今、目の前にいる家族を十分につかむことができず、家族への対応困難感を抱く

ことにつながる。事例に対する看護者の"違和感"を紐解いていくと、その看護者がもっている独自の判断基準や一般論に依拠した家族観がみえてくることがある。

　野嶋は、家族像を形成する上で必要な能力や知識として、①一般的な家族についての知識、②家族に関する理論的な知識、③看護者の家族観を分析し客観化する力、④情報を織り成していく能力、⑤推察力、仮説的な考えを創造していく力、⑥臨床判断をする勇気、⑦家族像を変更していく力の7つを挙げている[4]。事例検討の場で患者・家族の言動に対する自身の反応を客観的に捉え直すことや、他の参加者の家族の見方を知ることは、看護者のもっている家族観や価値観への気づきを促し、現象をさまざまな角度から多面的に捉え、推察や仮説を用いて家族像を形成する能力を高めることにつながるだろう。

　また、患者・家族との援助関係の形成を妨げるものとして、看護者のパターナリズムが存在している場合もある。例えば、一つひとつのケア方法に不満をもらし、細々と要求する家族は、患者が最も心地よいと感じるケア方法を知っており、病院でルーティン化されたやり方ではなく、その患者に合った方法でケアしてほしいという気持ちをもっているのかもしれない。一方、看護者は、患者の病状や病棟の業務の流れ、その日の受け持ち患者全員の処置やケアとの兼ね合いなどから、ケア方法やケア時間を考え、実施しようとする。このようなズレの根底には、看護者のパターナリズムが潜んでいるのではないだろうか。看護者は、無意識のうちに患者・家族にとってよかれと思って、あるいは入院しているのだから当然のことと思って、患者・家族の主体的な決定や選択の機会を奪ってはいないだろうか。患者・家族はどうしたいと思っていたのか、患者・家族が大事にしていたことは何か、看護者の言動は患者・家族にどのように影響していたのかなど、患者・家族の立場に立ち振り返ることを通して、看護者の中にあるパターナリズムに気づくことができれば、患者・家族の主体性を尊重したケアを考えることが可能になるであろう。

2 ゴール

　事例検討は、その看護の展開プロセ

スにおいて何らかの難しさや不全感などを抱いたケースを振り返って、あるいは今まさに対応の方略が見出せずに困っているケースを取り上げて行われることが多い。したがって、上述した目的を念頭におきながら進め、関わりのプロセスで生じていた現象への理解を深め、家族や家族看護に関する新しい知識を得られるようにすることは重要である。しかし、これらが達成されるだけでは、その後の家族看護実践を真に変化させることにはならない。渡辺は、家族看護におけるコンサルテーションの最終的なゴールについて、相談者が家族に起きている現象への理解を深め、自身がどこでつまずいていたかがわかるという知的な理解をもたらすだけでは不十分であり、もう一度、家族と向き合おうという援助への意欲をもてるように相談者がエンパワーメントされることである[5]と述べている。

事例検討においても同様に、事例提供者はもちろん、他の参加者も、事例提供者と患者・家族との関わりのプロセスを追体験することを通して、それぞれが自己洞察を深めるとともに、その気づきや学びを内在化し、患者・家族に援助者として向き合うための方略とエネルギーを獲得できることがゴールと言えるであろう。

事例検討の留意点―"安心圏"となる場づくりのために

1 事例検討の目的の共通理解を促す

事例検討を効果的に進めるためには、参加者全員が、何を言っても、また何を言われても大丈夫だという安心感をもてることが最も重要である。事例提供者にとって、その関わりのプロセスを振り返り、その中で抱いた感情や行動を言語化して他者に伝える作業は、心理的に大きな負担をともなうものである。事例提供者以外の参加者においても、ディスカッションの中でわき起こった感情や疑問を伝えようとする場合、他の参加者にうまく伝えられるだろうか、受け入れられるだろうか、など躊躇する気持ちを抱くこともあるであろう。

野嶋らが、看護者が対応困難と感じる家族に対して、その困難感を乗り越え、自分自身を立て直して再び家族に向き合う過程において、「皆も同じ」

という仲間意識や、師長や周りのスタッフへの信頼感を感じられる"安心圏"の重要性を指摘している[6]ように、事例検討の場においても、自身の感情や行動が参加者から否定されたり評価されたりすることなく、共感的に共有されるという体験を得られることが重要である。

このような安心圏としての場をつくるために、できていないことやよくなかった点を指摘して反省することが目的なのではなく、事例提供者の気がかりに焦点を当て、その時の看護者の体験や感情を共有し、その背後にある看護者の家族観や価値観に気づき、参加者個々が、以後の家族との関わりに向かうためのヒントとなるような学びを得られることを目的として行うものであるという共通理解が必要である。

2 参加者の役割認識を促す

参加者の姿勢や役割に対する認識も"安心圏"となる場づくりや事例検討のプロセスに大きく関わっている。事例提供者の語る関わりの経過や体験に対して、よかった点、あるいはよくなかった点を見つけ出そうとする「評価者」の立場をとる参加者がいると、場は緊張し、お互いの自由な発言や肯定的なフィードバックが行えなくなってしまい、事例提供者はもちろん、参加者全員の傷つき体験となる場合もある。また、一人ひとりが事例を深く分析することによって、新たな気づきや発見を得ようという姿勢をもっていることも必要である。まれに事例提供者が困難を感じた場面に対して、「私ならこうする」というような発言をする参加者がいるが、現象の表面的な理解に留まらず、その背後にある家族の体験や看護者の思考過程まで掘り下げて考える姿勢が求められる。

したがって、お互いに感じたことや考えたことを率直に表現すること、評価せずに聞くことが、参加者としての役割であると確認することや、司会進行役（ファシリテーター）を決めて進めることも必要である。ファシリテーターは、参加者の反応に気を配り、発言を促したり、上記のように場の雰囲気を壊すような発言があった場合には、他の参加者、特に事例提供者を擁護したり、その発言から事例の理解を深められるような視点へとディスカッションの焦点を転換させたり、修正したりする役割を担っている。渡辺は、

家族看護におけるコンサルテーションにおいて、コンサルタントに必要な姿勢や能力、要件について、相談者に対して敬意を払い、課題達成できるという信頼感をもつこと、相談者が心理的な抵抗を感じることなく自己開示できるように、コンサルタント自身も自己一致していること、家族と相談者それぞれの立場に立って考えられる複眼的な視野とそれらを立体的・構造的に把握する思考能力などが必要である[5]と述べている。事例検討では、コンサルテーションとは異なり、参加者は同じ立場で進めていくことになるが、相互尊敬や信頼感、自己開示の姿勢、現象を複眼的に捉え組み立てていく思考などは、事例検討においてもファシリテーターはもちろん、参加者全員に求められる姿勢として重要である。

事例検討の進め方

1 事例の概要の紹介と事例提供者の体験の共有

最初に、事例提供者から、取り上げた事例の概要を紹介してもらう。参加者が、患者・家族の状況をイメージできるように、基本的な情報(患者の病名や病状、治療経過、看護の目標やケアの方向性、家族構成など)や、印象に残っているその家族の特徴を端的に表しているようなエピソード、事例提供者が捉えた家族像などを中心に情報を共有する。また、事例提供者がなぜこの事例を取り上げようと思ったのか、どのようなことについて検討したいのか、動機を表明してもらう。参加者は、質問したり確認したりしながら、それぞれが自分の中に家族やケアの過程のイメージがもてるようにしていく。

この段階では、参加者の中に事例の家族のイメージを形成すること、事例提供者が家族との関わりを通して体験したこと、困難を感じたことについて、事実に即して、評価をすることなく共有できるようにすることに焦点を当てる。参加者は、事例提供者が脅かされずに、自分の体験やその時の感情をありのままに語れるよう、共感的な姿勢をもって聞く必要がある。

2 家族看護の視点からの現象の分析と理解

事例のイメージや事例提供者の体験、検討したい事柄について共有でき

たら、次に現象の理解を深められるように進めていく。家族や看護者の言動について表面的な解釈に終わらないよう、理論や概念などを活用しながら家族の体験、看護者の体験を洞察していく。

事例検討の「目的」の項で述べたように、家族の言動をさまざまな角度から捉え、家族の立場に立って、患者・家族が病気や治療にどう向き合おうとしているのかを理解する。例えば、長期間患者に付き添っている高齢の妻が、不穏状態を呈する患者に対して叩いたり暴言を吐くようになり、看護者は「妻のストレスの蓄積」と捉えて患者のベッドサイドを離れられるようにケアプランを立てたが、妻は付き添いを止めようとせず、どう対応すればよいかわからないという事例を考えてみよう。何度も手術を受けているという治療の経過や、妻の抱いている夫像、思い描いていた夫婦の将来像など、病気に関する情報と家族の生活や歴史に関する情報から考えていくことによって、さまざまな事柄における「不確かさ」が存在していることに気づき、「妻のストレスの蓄積」という理解からさらに一歩妻の体験に近づくことが可能

になるであろう。

また、同時に、患者・家族との関わりの中での看護者の体験を洞察していく。その時に看護者が抱いた違和感や不安、怒り、その後振り返って考えたことなどを率直に表現し、なぜそのような感情が生じたのか、家族のどのような言動に反応したのかなどを考えていくことによって、看護者自身の家族観や価値観への気づきが得られるであろう。看護者の体験を洞察していくことは、当事者にとって心理的な負担をもたらすものであるため、参加者全員が安心圏となり得るように、サポーティブな姿勢をもつことが重要である。

3 取り上げた事例に対する看護の方略の検討と一般化への示唆

現象に対する理解や看護者自身に関する気づきを基盤として、取り上げた事例に対する看護の方略を検討し、さらに他の事例にも適用できるような一般的な知識や介入方法を検討する。まず、取り上げた事例に即して、その個別性を考慮しながら具体的な関わり方やケア方法、それらを実行した場合に予測される家族の反応などについても

意見を出し合うことによって、よりよい看護の方略を見出していけるであろう。同じような事例を経験したことのある参加者がいれば、取り上げた事例との相違点を比較検討しながら、多様な関わり方を検討していくことも、家族への看護実践を豊かにしていくことにつながる。

4 まとめ

最後に、事例提供者、その他の参加者から、検討を行って得られた気づきや学び、今後取り組んでいきたいことなどを発表してもらい、事例検討の目的・ゴールがどの程度達成されたか、残された課題は何かなどを共有する。

おわりに

事例検討の目的・ゴール、進める上での留意点とプロセスについて述べてきたが、事例検討によって、すべての課題に対してすっきりする解決策を見出すことができるわけではなく、さらに新たな課題が見つかる場合もあるかもしれない。しかし、事例検討を行うことによって、家族に関心を向け続けることの重要性に気づくこと、それが家族看護の第一歩であることの認識をもつこと、そして家族について語り合える"安心圏"が存在していることを確認することができるだろう。そして、家族に関わり続けるエネルギーを看護者にもたらし、家族看護実践を豊かにすることにつながると考える。

＜家族看護8(1), p.12-18, 2010より＞

引用・参考文献

1) 外口玉子編：方法としての事例検討　精神科看護事例検討会ゼミナール, 日本看護協会出版会, p.23-41, 1981.
2) 中野綾美：家族エンパワーメントモデルと事例への活用　家族アセスメントと家族像の形成, 家族看護, 2(2), p.84-95, 2004.
3) 前掲1), p.3-23.
4) 野嶋佐由美：4章家族像の形成, 野嶋佐由美監, 中野綾美編：家族エンパワーメントをもたらす看護実践, へるす出版, p.59-65, 2005.
5) 渡辺裕子：家族看護実践のエキスパートの現状, 中西睦子監：TACSシリーズ13　家族看護学, 建帛社, p.73-79, 2005.
6) 野嶋佐由美, 長戸和子：家族との援助関係の形成, Quality Nursing, 3(4), p.38-45, 1997.

家族看護選書 第1巻
家族看護の基本的な考え方

2012年6月15日 第1版第1刷 印刷
2012年6月30日 第1版第1刷 発行

定価（本体1,800円＋税）
＜検印省略＞

編　集	野嶋 佐由美・渡辺 裕子
発　行	（株）日本看護協会出版会

〒150-0001　東京都渋谷区神宮前5-8-2 日本看護協会ビル4階
〈営業部〉TEL/03-5778-5640　FAX/03-5778-5650
〒112-0014　東京都文京区関口2-3-1
〈編集部〉TEL/03-5319-7171　FAX/03-5319-7172
〈コールセンター：注文〉TEL/0436-23-3271　FAX/0436-23-3272
http://www.jnapc.co.jp

装丁・デザイン　Azone＋Associates
印　刷　三報社印刷(株)

本書の一部または全部を許可なく複写・複製することは著作権・出版権の侵害になりますのでご注意下さい。
©2012 Printed in Japan
ISBN978-4-8180-1671-2